JN273593

著 マーガレット・サンデロウスキー
訳 谷津裕子 宮城大学 人間・健康学系看護学群 教授
　江藤裕之 東北大学大学院 国際文化研究科 教授

質的研究をめぐる10のキークエスチョン

サンデロウスキー論文に学ぶ

10 Key Questions Over Qualitative Research:
Collected Papers of Margarete Sandelowski

医学書院

質的研究をめぐる10のキークエスチョン
　―サンデロウスキー論文に学ぶ

発　行　2013年11月15日　第1版第1刷©
　　　　2023年 6 月 1 日　第1版第5刷

訳　者　谷津裕子・江藤裕之
発行者　株式会社　医学書院
　　　　代表取締役　金原　俊
　　　　〒113-8719　東京都文京区本郷1-28-23
　　　　電話　03-3817-5600（社内案内）

印刷・製本　真興社

本書の複製権・翻訳権・上映権・譲渡権・貸与権・公衆送信権（送信可能化権を含む）は株式会社医学書院が保有します．

ISBN978-4-260-01895-1

本書を無断で複製する行為（複写，スキャン，デジタルデータ化など）は，「私的使用のための複製」など著作権法上の限られた例外を除き禁じられています．大学，病院，診療所，企業などにおいて，業務上使用する目的（診療，研究活動を含む）で上記の行為を行うことは，その使用範囲が内部的であっても，私的使用には該当せず，違法です．また私的使用に該当する場合であっても，代行業者等の第三者に依頼して上記の行為を行うことは違法となります．

|JCOPY| 〈出版者著作権管理機構　委託出版物〉
本書の無断複製は著作権法上での例外を除き禁じられています．複製される場合は，そのつど事前に，出版者著作権管理機構（電話 03-5244-5088，FAX 03-5244-5089，info@jcopy.or.jp）の許諾を得てください．

はじめに

　サンデロウスキー論文集——このような本が日本で出版される日が来るとは，誰が想像できたでしょうか．
　本書を構成する 10 の論文の著者，マーガレット・サンデロウスキー（Margarete Sandelowski）先生は，ノースカロライナ州立大学チャペルヒル校看護学部教授で，同大学から，卓越した研究教育業績を挙げた教授のみに与えられる Cary C. Boshamer Distinguished Professor という名誉ある称号を授与されています．また，同学部が毎年夏に開催する質的研究プログラム（The Summer Program in Qualitative Research）のディレクターであり代表教授も務めておられます．
　サンデロウスキー先生はペンシルバニア大学にて看護学士号，ボストン大学にて母性・小児看護学の修士号，コロンビア大学教員養成課程で教育修士号，ケース・ウエスタン・リザーブ大学にてアメリカ研究で博士号をそれぞれ取得され，看護と社会科学分野におけるジェンダーとテクノロジー，質的研究方法論に関するテーマで 150 を超える文献を執筆する著名な研究者です．2000 年に出版された著書『Devices & Desires』が 2004 年に邦訳（『策略と願望——テクノロジーと看護のアイデンティティ』和泉成子監訳，日本看護協会出版会）されたことから，日本においても彼女の名前を耳にしたことのある方は少なくないと思います．
　しかし，意外なことに，彼女の研究主題である質的研究方法論に関する書籍はこれまで出版されたことがありません．もちろん，質的研究に関する論著は膨大な数にのぼります．彼女が編集委員を務める『Research in Nursing & Health』誌には質的研究の方法論や方法に関する論文が多数掲載されています（本書に収められている論文はすべてこの雑誌に収載されています）し，2007 年にはデューク大学看護学部准教授（現在は同大学教授）のジュリー・バローゾ（Julie Barroso）先生との共著で『Handbook for Synthesizing Qualitative Research』という質的研究の統合法に関する書籍も出版されています．また，近年では質的研究と量的研究の統合法の開発に力を入れ，連邦政府の補助金を得て，慢性疾患をもつ小児とその家族に関する研究のミックスド・メソッドに

よる統合に着手しておられる様子です．しかしながら，複数の質的研究の結果を統合したり，質的研究と量的研究の結果を統合するようなメタ研究ではなく，単独の質的研究がどのように進められるのかに関する基本的，基礎的な方法論に関する書籍は，未だ本国アメリカ合衆国においても出版されたことはないのです．

　ではなぜ，遠く日本でこれが可能になったのか．一言で申すなら，それは，いくつかの幸運が重なったためだと言えますが，本書が誕生した経緯を紹介することを通してサンデロウスキー先生の魅力をお伝えすることができると思いますので，もう少しだけ詳しい説明にお付き合いください．

　1つ目の幸運は，サンデロウスキー先生との出会いです．本書に収載されているサンデロウスキー先生の論文を解題・解説している私（谷津）は，日本赤十字看護大学で学士号，修士号，博士号を取得し，修士論文と博士論文で質的研究に取り組みました．修了後は同大学で教員をする傍ら質的研究論文の質の評価や質的研究の方法論に関心をもち，サンデロウスキー先生の論文にもいくつか目を通していました．しかし，サンデロウスキー先生の存在の偉大さをはっきりと自覚したのは，先に紹介した著作『策略と願望――テクノロジーと看護のアイデンティティ』を読んだ2006年12月のことでした．専門が母性看護学・助産学であり，医療におけるジェンダー問題や権力構造に関心がある私に，当時同じ大学の上司だった中木高夫先生（現在は天理医療大学教授）がこの本を薦めてくださったのですが，その内容のあまりの見事さに圧倒され，めまいを感じつつ一気に読み進めたことを覚えています．

　「看護職は，テクノロジーを取り込んで地位を高めようと策略するが，同時に，取り込んだつもりが取り込まれてしまい，自己のアイデンティティを見失いかねない罠にはまりこんでしまう」という看護とテクノロジーの皮肉な関係について，緻密かつ刺激的に描写していくその偉業に，まさに度肝を抜かれてしまいました．内容の素晴らしさに加えて私が魅了されたのは，その研究の方法論です．歴史的資料や学術論文，多様な歴史を生きてきた看護師たちの証言など，さまざまなデータがサンデロウスキー先生の研究疑問，すなわち「文化を創出し保存していくために，ジェンダーとテクノロジーが一緒になってどのように機能するのか」という問いのもとに1つに集められ，新たに解釈されていくその様に，これまでに感じたことのない知的興奮を覚えました．

サンデロウスキー先生に質的研究を学びたい．そう感じた半年後の2007年6月に，私はサンデロウスキー先生が主宰する質的研究プログラム2（現象学的/解釈学的方法）に参加していました．翌年の夏には質的研究プログラム1（実証的/分析的方法）に，翌々年には第14回質的研究夏期研修所（ケーススタディリサーチ）に，それぞれ参加しました．日本から来た不安げな参加者である私に，サンデロウスキー先生は毎回優しく声をかけ，英語の講義についてこられるか，楽しんでいるかと心配してくださいました．私が研究の相談をすると熱心に聞き入ってくださり，明快で適切な返答をくださいました．研究者としてはもちろん，教育者としての素晴らしさをも垣間見ることができたことは，サンデロウスキー先生に直接お会いしたからこそ得ることができた貴重な学びの1つです．

　2つ目の幸運は，江藤裕之先生との出会いです．江藤先生とは，長野県看護大学に在職中に執筆された著書『看護・ことば・コンセプト』（2005年，文光堂）でお名前を知りましたが，専門分野も異なることから，密にお話しする機会は多くありませんでした．しかし，サンデロウスキー先生の存在の偉大さについてお伝えしたところ，江藤先生は，その偉業を日本に紹介してはどうか，しかも間接的に紹介するのではなくサンデロウスキー先生の論文を1冊にまとめるかたちで，と大胆なご提案をくださったのです．もともと私にはサンデロウスキー先生の教えを日本に広め，日本の看護研究の質を高めたいという夢はありましたが，サンデロウスキー先生の英文を正しく日本語に訳し換える自信がありませんでした．というのも，「あとがき」に江藤先生が記されているように，サンデロウスキー先生の英文は，科学論文の厳密な形式に則って正確にしたためられながらも，文学や社会学，歴史学，美学など幅広い教養に支えられた奥深い言葉や審美的な表現が用いられています．そのため，言葉の指し示す意味を文脈から繊細に読み取ることのできる素養なしには，サンデロウスキー先生の主張を適切に伝えることができないのです．その点で，英語をご専門とされ，既に翻訳書も数点出されている江藤先生にご協力いただけるのであれば心強い限りです．ぜひその方向でいきたいと即答しました．

　とは言っても，サンデロウスキー先生からご承諾が得られなければ夢はかないません．冒頭で述べたように，米国ですらサンデロウスキー先生の質的研究に関する書籍は出版されていませんので，そこには何か理由があると考えるのが普通です．サンデロウスキー先生に相談するのを躊躇する私に，江藤先生

は「ダメでもともと．日本の看護研究の質を高めたいという情熱を，まずは伝えてみては」と励ましてくださったので，思い切ってメールしてみました．すると，ほどなくしてサンデロウスキー先生からお返事がありました．「もちろんヒロコのことは覚えていますよ．私の論文を，翻訳の価値があると考えてくれてありがとう．どうぞ！完成したら，ハードコピーを1部くださいね」というあっさりとした，しかし寛大な，慈悲にあふれたお言葉でした．さらに，私が感激したのは，こちらが希望した掲載論文リストから1つの論文を削除し，代わりに別の1つの論文を追加するようにとコメントしてくださったことです．私は喜びのあまりその現実を信じることができず，しばらく心の震えが止まりませんでした．これが3つ目の幸運といえるでしょう．

さて，本書でご紹介する論文ですが，ほとんどが1990年代半ばから2000年代初めの論文であり，最も古いものは1993年に執筆された論文です．なぜ20年以上も昔の論文を，今この日本で紹介する必要があるのでしょうか？

端的に言うと，日本の看護学界で実施され，報告されている質的研究は，米国でこれらの論文が出版された時代の質的研究の水準に，現時点でようやく追いつきつつあると考えられるからです．しかし，これは日本の現状に対するかなり楽観的な見方であり，この水準に追いつくのはまだ相当先のことだと指摘されてもしかたないでしょう．本書に収録された論文に目を通していただければわかるように，そこで展開されている質的研究の本質に関する議論や論文中に例示されている研究を読む限り，1990年代の米国では，私たち日本の研究者が未だ到達していない俯瞰的な観点から質的研究の特徴をとらえ，さまざまな困難に行き当たり，新たな方法を編み出してそれらの困難を乗り越えようとしていたことがうかがえます．とはいえ万事順調に進んでいるわけではなく，時おり道に迷いながらの様子ではありますが．

今日，日本の看護学界では，毎年数多くの質的研究の成果が誌上報告されていますし，質的研究の成果を認められて博士号を取得する看護学研究者もたくさん輩出されています．こうした動向の背景には，看護学における大学院教育の普及とそれに伴う質的研究への関心の高まり，そして，この関心を後押しする質的研究関連文献やインターネットを通じた情報の流通が存在すると考えます．特にこの20年間に大きく様変わりしたのは，質的研究について論じた書籍の数でしょう．1993年に，日本の看護研究にこの上なく大きな影響を与えたと

考えられる『看護研究——原理と方法』(Polit & Hungler 著/近藤潤子監訳)が医学書院から出版されましたが,その書では量的研究を中心とした科学的研究における一連の過程に焦点が当てられていました.当時は決して珍しい例ではなく,看護研究に関する書籍の多くは量的研究のプロセスを解説したものであり,質的研究についてはごく簡単にまとめて紹介される程度でした.それが今ではどうでしょう.質的研究を中心にまとめた書籍が数多く出版され,某通販サイトのサイト内検索に「質的研究」と入力すれば約450件の和書(翻訳本を含む)がヒットします.先述した『看護研究——原理と方法』も2010年に翻訳第2版(原書の第7版:Polit & Beck 著/近藤潤子監訳)が医学書院から出版されましたが,質的研究方法についての記述が拡充され,質的研究のデザイン,方法,質的研究と量的研究の統合などが新たに詳しく解説されています.

こうした変化は,日本の看護学界に質的研究に取り組む研究者の増加をもたらしました.誰もが手軽に「質的研究」の情報にアクセスできるようになり,優れた質的研究論文に触れ合う機会も増え,質的研究を実施したり評価したりするために必要な知識や感覚が磨かれたことは,喜ばしい変化だと思います.

しかし同時に,質的研究がいわば「大衆化」したことにより,多くの人が行なっている方法が良しとされ,権威者の発言に追従する人が増えたこともまた事実と言えるかと思います.この3年ほど,全国各地で質的研究に関する講演をしてきましたが,質的研究の入門書に記されていることや指導教員や論文審査員からの指導や助言,査読者の指摘する内容に納得がいかず,どこかおかしいと疑問に思いつつもそれを言葉にできずに悶々としている研究者や研究者予備軍に多数出会ってきました.質的研究に関する根拠に乏しいhow-toが看護界を席巻し,質的研究者の視界を曇らせ,判断を鈍らせてしまっているようです.

巷にあふれかえっている質的研究の書籍の多くは,さまざまな方法論を広範囲に紹介する入門書の類か,各方法論の特徴を詳細に解説する専門書の類に二分されます.それらの書籍が,それぞれの読者のニーズに応じて教育や研究の場で有効に活用されていることについては,今や疑問をさしはさむ余地はないでしょう.しかし,浅く広い情報が網羅的に紹介されている入門書や,方法論ごとの詳細な解説書が何冊積み重なっても,質的研究の本質的な問題群に接近することは難しいこともまた事実です.

「質的研究者は数を扱ってはならないのか?」,「質的研究における適切なサ

ンプル数とは？」，「結局のところ質的研究は一般化を目指せないの？」等々，質的研究の本質的問題に対して1つひとつ明快な答えを提示しているのがサンデロウスキー先生です．本書は，質的研究者が避けては通れない諸問題を「キークエスチョン」のかたちで読者に投げかけ，それらに対応するサンデロウスキー先生の論文を訳出し，その内容をもとに「論文の解説」において問題解決の糸口を提示するものです．本書のコンセプトは，質的研究に対して私たちが素朴に抱く疑問を共有し，サンデロウスキー先生の論文からともに学び，考えることにあるのです．

　質的研究の本質的問題を取り上げる本書は，研究に対するパースペクティブを広げ，理解を深める意味で，看護学生や学部生，大学院生，臨床家，教育従事者，研究者など，質的研究の初学者から上級者までの幅広い層の要求に応えるものだと思います．教育機関や医療施設などで開催される質的研究に関する授業や勉強会で，10のキークエスチョンについて1章ずつ，あるいは関心のある章をピックアップして，小集団で抄読したりディスカッションしたりするのも一案でしょう．本書が，質的研究を本気で学びたい人のバイブルとなり，良質な質的研究を生み出す強力な種子となることを，心から願っています．米国から後れを取った20年余の月日を少しでも縮めることに本書が貢献するなら，サンデロウスキー先生の論文を日本に紹介する者としてこれ以上の喜びはありません．

　　2013年11月

谷津裕子

日本の読者の皆様へ

　本書は，質的方法について私がこれまで発表してきた論文の中から10編を厳選したものです．このたび日本語訳が完成し，皆様にお読みいただけるようになりましたことを大変うれしく思っています．と申しますのは，私が理解するに，日本の看護研究において質的研究への関心が次第に高まってきているからです．

　本書に収録されている論文の多くは，1990年代に書かれたものです．当時のアメリカでは，質的研究に対する関心が看護研究者の間で徐々に高まりつつありました．そのような中で私は，質的研究方法論に関する知識を簡潔に，かつ包括的にまとめようと考えました．ある同僚は，これらの論文を評して「小さな本（little books）」と表現しましたが，それは，質的方法論にまつわる課題について全体を見通し，最新の研究成果を紹介するものだったからだと私は思います．質的分析におけるケース志向性，質的分析の初期段階と量化，サンプリング，逐語録作成とテキストの引用，質的研究における理論の使用と時間の場，質的記述などに関する専門書や論文がこれまでたくさん書かれてきましたし，これからも書かれることでしょう．しかし，質的に考えることを学び，質的方法を理解し，質的研究で得られた結果を評価するときに，本書はその入門編として皆様のお役に立てることと確信しております．

　本書を日本語に翻訳し出版の労をとってくださった谷津裕子教授および江藤裕之教授に心から感謝を申し上げます．お二人がこの仕事を通して日本の質的研究の質を高めようと目指された，その学問的情熱に敬意を表します．本書に収録された論文で私が伝えようとしたことは，言葉の違いを超えて皆様に届くものと信じております．本書は，質的研究という変化に富んだ，そして不思議な魅力のある土地を旅する皆様にとって，最良のガイドブックとなることでしょう．

　それではどうぞ良い旅を．

　2013年11月

Margarete Sandelowski

Margarete Sandelowski, PhD, RN, FAAN
Cary C. Boshamer Distinguished Professor
University of North Carolina at Chapel Hill School of Nursing

目 次

はじめに　iii
日本の読者の皆様へ　ix

Key Question 1　よい結果を導く質的分析のポイントは？────1
　質的分析とは何か，そして，どのように始めるのか？　4
　論文の解説　15

Key Question 2　質的研究で数を扱ってはいけないの？────19
　本物の質的研究者は数を数えない？──質的研究における数の使用　22
　論文の解説　41

Key Question 3　質的研究における適切なサンプルサイズとは？──45
　質的研究におけるサンプルサイズ　48
　論文の解説　58

Key Question 4
結局のところ，質的研究は一般化を目指せないの？────61
　「1」は最も生き生きとした数──質的研究のケース志向性　64
　論文の解説　73

Key Question 5　質的研究と時間はどう関係する？────77
　時間と質的研究　80
　論文の解説　97

Key Question 6
逐語録を作成するとき，研究者が取り組むべき課題とは？──101
　逐語録の作成について　104
　論文の解説　112

Key Question 7　生データをなぜ，どのように引用する？ ── 115

質的研究における引用　118
論文の解説　127

Key Question 8　質的記述的研究とはどういうもの？ ── 131

質的記述はどうなったのか？　134
論文の解説　148

Key Question 9　質的記述的研究にまつわる誤解とは？ ── 151

名前がどうかしましたか？── 質的記述再考　154
論文の解説　171

Key Question 10　質的研究に理論は必要？ ── 175

素顔の理論 ── 質的研究における理論の使用と装い　178
論文の解説　189

索　引 ── 192
あとがき ── 202

Key Question 1

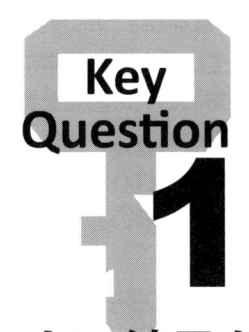

よい結果を導く
質的分析のポイントは？

「質的研究って，何度勉強してもわかった気がしない．理解しようにも，説明に使われる言葉そのものが抽象的で難しく，途中で嫌になってしまう．質的研究ってどうしてこんなにわかりにくいの？」── 質的研究論文を読んだ人がつい口にしてしまう，こうした感想や疑問（むしろ憤り？）を時おり耳にします．質的研究が，少なからず人々にわかりにくく難しい印象を与えることは，どうやら疑いようのないことのようです．ではいったい，質的研究のどんな点が，こうした印象につながっているのでしょうか？

わかりにくさや難しさの源泉は，質的データの処理過程の特徴にあると，私は常々思っています．質的データを収集するための方法については，多少の相違はあっても人々のあいだに共通理解を生みやすく，それほど難しい印象を与えることはないと思います．しかし，得られたデータをどのように分析し，解釈するかという点になると，説明に用いられる言葉が急に専門性を帯び，それぞれの研究方法論のルーツとなる学問分野に通じていないと理解しがたい内容だと感じられるのではないでしょうか．

現象学的アプローチやグラウンデッド・セオリー・アプローチ，エスノグラフィーなど，質的研究に用いられるさまざまな方法論に

質的分析とは何か，そして，どのように始めるのか？[1]

　質的研究で誰もが直面する最もやっかいな問題は，収集したデータをどのように処理していくかということであろう．一度の調査からでも，どれだけ多くのデータが得られるのかということや，そして，どのようなデータであれ，研究者の意思と努力がなければ，そこからいかなるテーマも，カテゴリーも，理論も，あるいは分析に重要な他の何ものも生じてこないことを，研究者はこの問題に直面したとき（多くの場合，初めて）痛感する．データは何度も繰り返し吟味されなければならないが，そのデータの言葉の多さに圧倒されてしまい．最近では，テキストデータをコンピュータで処理しようとする研究者が増えている．このようにコンピュータプログラムを用いることで，データ分析につきものの面倒な作業を避けることができると思われているようだが，それは誤りである．

　確かに，細かく分けたテキストの文言にラベルやコードを付けたり，そのコード化した文言を検索し整理する作業にソフトウェアを用いることはできる（Tesch, 1990）．しかし，テキストデータをどのように分け，その分けた文言にどのようなコードを付けるかという決定はソフトウェアにはできない．つまり，データが何を意味するのかを決めるのは研究者であって，ソフトウェアではない．いかに優れたソフトウェアが開発されようとも，研究者の出番がなくなることはない．研究者は，社会学者のミルズが言うように，「知的な職人芸（intellectual craftsmanship）」(Mills, 1959/1978, p.195) とも言うべき深い洞察力や着想の技能を磨かなければならず，それなくしては，いかにコンピュータを駆使しても，価値ある質的研究の結果は期待できない．

　質的分析のプロセスで研究者が最も困惑するのが，まさにその分析を始め

---

[1] Sandelowski, M. (1995). Qualitative analysis: What it is and how to begin. *Research in Nursing & Health*, 18, 371-375. (©1995 John Wiley & Sons, Inc.)

る時であることはほぼ間違いない．質的データ分析の実際の作業については，最近になってようやく研究方法論の授業や教科書で，さまざまな分析に対応できる形で取り扱われるようになったばかりである（例えば，Miles & Huberman, 1994; Patton, 1990; Strauss & Corbin, 1990; Tesch, 1990; Van Manen, 1990）．そこで，本稿では，インタビューデータの分析を始める最初のアプローチについて述べてみようと思う．つまり，研究者がデータを「視る（look at：注意を向けてよく見る）」という分析のまさに一番初めの段階を扱うことにする．それは，後の段階で研究者がそのデータの中に何を「探す（look for：求めて見る）」べきかを，しっかりと判断する作業である．この後半の段階，すなわち「探す」段階で，データから何かを見出すことができれば，研究の質的な成果を十分に挙げることができよう．

ここで私が述べようとしているのは，質的分析を始めるにあたって参考になるいくつかの示唆に過ぎない．質的研究の技能を高め，その専門知識を磨くことは，研究者としての美的な要求を満たし，かつ研究の目的に合った研究手法を試みること，そして，その研究手法を質的作業のルールにも精神にも反しない方法でより精緻にしていくことを意味する．質的作業のルールに反するものとしては，中途半端な分析や，研究中の現象について根拠のない推測に強く（そして，気づかないうちに）こだわってしまうことが，最も多く，かつ深刻なものである．また，質的作業の精神に反するものとしては，研究を既成のマニュアル通りに行なうだけで，自分の頭で何も考えようとしないことが，それに相当する．

■ 準備や解釈とは異なるものとしてのデータ分析 ■

質的研究では，データの収集，準備，分析，そして，解釈というプロセスが，時間的にも内容的にも重なり合っている．この研究プロセスの同時性，反復性，そして，創発的な性質が，質的研究を特徴づけており，量的研究の直線性，つまり，作業手順が固定化しているプロセスとは対照的なものとして強調されている．質的研究では，多くの場合，データ収集の第1段階が終了した時点から分析が始まっており，この予備的な分析の結果から，それ以降のデータ収集の方向性が決まってくる．理論的サンプリングのような手法が，データの収集と分析の両方に有効な方略と見なされることがあり，さらに，質的手法で

は，データの準備と分析との間，そして，データの分析と解釈との間を明確に区別する線を引くことができない．それは，データ準備のプロセスそのものが分析に結びついたり，また，分析の枠組みが解釈のベースとなることがよくあるからである．特に，研究者の印象や内省が大きく影響する質的手法では，分析と解釈のプロセスを分けることは難しい．

このように，質的研究においては，データの収集から解釈に至るプロセスに明確な区分がなく，重なり合っている．しかし，よい質的結果とは何かを理解するためには，まだ分析の段階にある未完成の結果と完全に解釈の段階まで終了した結果とを区別すること，ある方法を最初に意図した結果を導き出すのに使用することと他の目的にその方法を使用することの違いをはっきりと認めることがきわめて重要である．

データの準備と分析という2つのプロセスは，ともにデータを解釈可能な形に（再）表現し，そして（再）構成する作業だと見なされている．ここで「再」をカッコに入れたのは，データが繰り返し連続して形を変えていくことを強調するためである．つまり，研究参加者の直接の語りから，それを文字に起こした文章，そして，さまざまな「意味の単位」に分割された文言へと，データは形を変えていく（Tesch, 1990）．

質的分析とは知を生み出していく手段であるが，その手法には何らかの演繹的なシステム，もしくはデータから引き出されるシステムによって，データの要素が分類されることがある．分析とは，データを完全に分けていくこと，つまり，データを基本要素に分解することである．よく用いられる分析方法の例としては，さまざまな種類の内容分析，比較分析，そして現象学的テーマ分析があり，このような手法により研究者は新しい方法でデータを見ていくことができる．

質的分析とは対照的に，質的解釈は生み出された知である．その知は分析の最終結果であり，そこで研究者は分析されたデータを何か新しいものが生み出される方法で解釈していく．その新しいものとは，データそのものとは異なるが，しかし，同時にデータに忠実なものである．

分析はデータを分けていくプロセスであるのに対し，解釈はデータから何か新しいものをつくり上げていくプロセスである．分析により研究者がデータを新しい視点から見ることができるのとちょうど同じように，研究者によって

なされた解釈によって，他の研究者がその現象を新しい視点で見ることができる．質的解釈によって，他人の経験をまるで自分が体験しているかのように感じることがあるが，それは，身近なものをさらに身近にしたり（よく言われるような気づきのショックを引き出したり），身近なものに距離を置いてみたり，また隠れていたものを暴き出すことによって可能となる（Patton, 1990）．

したがって，カテゴリーとサブカテゴリーのみ，もしくはテーマとサブテーマのみがリストアップされている研究報告書は，解釈の段階までには至っていないことになる（もっとも，こういったリストはある種の予備的な記述だと考えられるが）．研究者は，理論構築以外の目的，つまり，道具としての分類法や項目をつくり出すことが目的で，グラウンデッド・セオリーや現象学に関連する技法やそれに特有の技法を用いたり，異なる技法を組み合わせて用いることがある．しかし，現象学やグラウンデッド・セオリーが意図された解釈的結果とすれば，その作業は未完成の状態であり（つまり，まだ分析の段階にあり），言ってみれば，解釈されていない統計的検定をコンピュータ処理した結果として提示するようなものである．

分析についてよくある誤解は，質的作業のどの結果にも，調査で得られたデータがすべて含まれていなければならないということである．この誤解から，表面的なデータの解釈（よくてもある種の質的調査に似ているだけのデータ解釈）がなされることもあろう．実際に，研究者がすべてのデータを説明する，つまり，そこにあるものを分類しなければならないのは，分析の最初の段階においてのみである．この説明が完了して初めて，研究者には追究することができるさまざまな方向性が見え，その方向の1つひとつを分析の対象としていくことができよう．

以前，私は不妊のカップルが子をもうけ，育てる，親への移行期について共同研究を行なった．その研究成果に関するさまざまな報告では，複数のインタビュー，アンケート調査，観察を含む1つのデータセットからの詳細な切り口，もしくは異なる分析の方向性を示した．これらのいずれにも，収集されたデータのすべてが含まれていたわけではない．むしろ，その1つひとつには，それぞれの分析に関連するデータのみが含まれていた．異なる分析の方向による研究（1つの研究プロジェクト，もしくは横断的な研究プロジェクト）からの解釈的な結果は，より大きな全体へと統合され，複雑な現象についての新し

い見方を与える可能性を有している.

■ データの準備 ■

　データ分析,すなわち,質的データを細かな要素に分けていく作業には,研究の目的とその意図された結果が達成される方法でデータが準備されることが求められる.今日,インタビューデータの準備として一般的な方法が逐語録の作成であり,それはインタビューの要素を選択的に保存する1つの手法である.分析には,語りの中身を強調するにせよ,話しぶりを強調するにせよ,研究者は概して,インタビューで語られた言葉を一言一句そのままの形で残したいと考えている.さらに,語りの他にも口から発せられた笑い声やため息など,そして,ジェスチャーや身体の動きなどの言語外の要素も書き記しておきたいようだ.

　文字起こしのガイドラインとしてどのような言語理論や言葉選択の原理を用いようと,逐語録は,たとえそのデータが実際のインタビューをそのまま忠実に再現するものではないとしても,実質的には分析される生のデータとなる.逐語録はインタビューを再構成するという意味において,その「生」のデータには部分的ではあるが手が加わっており,すでに生ではないのである(Sandelowski, 1994; cf. Key Question 6).

　データの準備は,データが分析に適した形へと変えられていく段階であり,質的研究のプロセスにおいて他の段階とは区別される.しかしこの準備の段階でも,研究者が逐語録をインタビュー録音に突き合わせてチェックすることで,分析の第1段階が始まっている.実際,このチェックのプロセスで,研究者が初めてインタビュー全体の内容を理解することが多い.インタビューを行なったのはその研究者本人なのだが,この段階で,語られた内容を初めて耳にするということも珍しくはない.このチェック段階で,なんとなく重要だと感じることで,研究者が鍵となるフレーズを選び出すことがよくある.またこの時に,テキストの内容に関連していろいろと思いついたことを,忘れないように逐語録の余白に書きとめておくこともある.

■ データ分析 ■

　このようにデータの分析は,その準備(逐語録の作成やチェック)の段階で

既に始まっているのである．しかし正式には，データ分析は，研究者が分析の対象となる「生」のデータとして逐語録を手にしてから始まると言うことができよう．予備的な分析は，それぞれの逐語録の全体を理解し，データを説明するための一貫した手法をつくる努力によってさらに続いていく．

全体の意味をつかむ

　質的データ分析を目指すアプローチでは，研究者はインタビュー間の比較をする前に，まず個々のインタビューについてその内容を理解しなければならない．研究者はインタビューで語られている内容を十分に理解するまで，インタビューの逐語録を1つひとつ，必要なら何度も繰り返し読むことが望ましい．ただしこの段階では，分析的に読み進まなければならないというプレッシャーは感じなくともよい．テキストを読むだけでも研究者は必ず一歩前へと進み，テキストと向き合った後には新しい考えが生じてくる．このような考えは，その分野の文献や他の示唆的な文章を読んで同時に浮かんでくる他のアイディアと一緒になって，理論的，内省的なメモ的記録として分析のためのデータともなる．

　自由回答形式で指示がほとんどない長いインタビューでも，ほんのわずかながら鍵となるストーリーラインが存在する．研究者はこのストーリーラインを簡単にまとめ，インタビューの重要な点だと感じたことを簡単に記しておくことが大切だ．このことが，そのインタビューの実質的，理論的，推論的，非推論的な特徴についての考察を組み合わせていくことにもなる．このまとめでは，データから離れないように注意しながら短く言い換え，より抽象的な表現にしたり，インタビューのナラティブ構造や相互作用的な特徴についてのコメントを記しておくとよい．

　しかし，最初から，既定の基準にしたがってストーリーラインをまとめなければならないだとか，ある一定の方法にしたがってまとめなければならないといった心配をする必要はない．最高の質的研究と見なされるものには，必ずと言ってよいほど創造性と想像性とが見出せるものだが，それを妨げる要因の1つは，早い段階で既成のルール通りに処理してしまうマニュアル化した思考活動である．それは，このプロセスで自由に考え，自分の言葉で走り書きしたことが，他人に理解されないのではないかという恐れからくる．この段階で

は，走り書きは，それを書いた本人以外の誰にも理解される必要はない．形式や評価を気にし過ぎると，自分自身のアイディアを損なってしまう．

　さらに，この段階では「言葉の詰め込み（言い過ぎ）」(Miles & Huberman, 1984, p.56)，つまり，面倒な割に分析にはそれほど効果が期待できない余計な言葉を避けるように注意する必要がある．言葉の詰め込みは，大学1年生がよくやるような，教科書や参考書のいたるところにマーカーで印をつけるようなものであり，理解の促進にはあまり役にたたない手法である．言葉の詰め込みが生じるのは，一行一行をバラバラに見てコード化を行なうからである．つまり，全体の意味をとらえないで，あるいは，取り扱うインタビューデータへの全体的な方向づけもなく分析の方向性も定まらないままで，データの1つひとつの文にラベルを付けていくからである．

　テキストの一文一文は，それ自身にはまったく意味がないか（よくある理由として，ページ構成の関係で，もとの長い発話文を複数の短い文に分けなくてはならない場合があることや，文の意味は前後のセンテンスに左右される場合が多いことがある），もしくは，1つのラベルではカバーできないほど多くの意味をもっているかのどちらかである．こういったコード化は，分析的にも文脈的にもうわべだけのもので内容がない．そして，次から次へと考えなければならない言葉が現れて来るが，分析には役立たないものが多く，このようなコード化は研究者を疲れさせ，ストレスを与えるだけである．Teschが言うように（1990, p.138），データを整理しても，実際にはデータが少なくなることはなく，むしろ，より多くのデータを生み出してしまう．データの整理はコード化のためだけの言葉を増やすことではないのである．

システムを構築する

　全体の内容を理解することで，より体系的な手法，つまり体系性と一貫性を有する手法が保証される．それは1つの手法が，より生産的だと見なされる他の手法に置き換えられるということを意味する．どのような手法がデータの分析に用いられようと，その手法は一貫してすべてのデータに用いられなくてはならない．分析の手法を変える場合には，既に分析が終わっているデータもすべて新しい方法で分析をやり直す必要がある．分析の方向性の変化から，監査可能なメモ的な記録がなされることもある．

体系的な手法でデータに取り組むために有用だと考えられる方法はいくつかある．それにより意味のないコード化を避け，研究者が積極的にデータ分析を行ない，そして，分析のプロセスを進めていく．こういったアプローチの強みは，研究者を「生」のデータに振り返らせ，それを何度も繰り返し読ませることでデータに集中させ，データから意識を逸らせないということだ．

事実を引き出す

1つの実践的な手法として，研究参加者のストーリーを文脈に当てはめたり，仮説を一般化したり，あるいは，結論を引き出しその結論の妥当性を証明する，といった目標に重要だと思われるすべての事実をインタビューから引き出すことがある．ここで言う「事実」とは，推論の誤りや，その内容についての合意の欠如などに最も影響を受けにくいデータの要素と定義される．つまり，誰にとっても自明と思われる事実のことを言う．この手法は，特に，インタビューデータの言語分析に慣れていない初学者に向いている．

一例を挙げてみよう．私は以前，妊娠中に胎児の障害を診断されたカップルについて研究を行なった．その際に私は，どのような種類の出生前検査によりその障害が明らかになったのか，妊娠期のどの時点で最初に障害の可能性について知ったのか，その結果，中絶をしたか，妊娠を継続することにしたのかといった「事実に基づく」情報を取り出した．私はそれぞれの男女（すなわち，各ケース）のイベントストーリーを作成し，他の事実とともに時間の流れに沿って並べた．そして，これらの事実をデータマトリックス（Miles & Huberman, 1994）に表わし，いろいろと違った形で組み合わせてみた．

目に見える形であれ，頭の中であれ，こういった作業を通じて，収集したデータを研究者が「視る（look at）」ことになり，それゆえ，ケース内，そしてケース間に示唆的なパターンや関係性が見えてくる．そのことは，次に生データに戻っていくときに，何を「探す（look for）」べきかという点に研究者の注意を向かわせる，明晰で分析的な方向へと導く．事実に基づくデータを抽出し，それを整理（再整理）することで，研究者が追究し，データを分割しコード化する努力を意味あるものとする理論的方向性が生み出される．少なくとも，この作業を通して，研究者が，サンプルを記述し，研究参加者の語り全体の文脈を保ち，そして，個々のデータと全体との関係を見失わないために役

立つ情報を取り出すことになろう．

ストーリーライン，トピック，内容

　初期段階で，データを体系的に処理するもう1つの方法として，考察されているトピック領域もしくはストーリーラインを，可能な限り簡単な言葉で示すことがある．例えば，先に述べた出生前診断の研究で調査した男女は，胎児の異常をどのように見出したか，そして，その後に彼らがどのような行動をとったかについて語ってくれた（2つの主なストーリーライン）．こういったトピックを特定した後で，研究者は個々のトピックに戻り，さらにトピックの情報内容を多面的に分析する．例えば，「発見」というトピックには，見出すために用いられた方法，見出されたもの，見出すためにかかった時間，見出すことの意味などについての情報が含まれる．研究者は自分自身がトピックをつくったのか，あるいは研究参加者によってつくられたのかを明示することで，トピックの情報内容を超えていくことができ，また，インタビューに現われてくるトピックの順序を記しておくこともできる．

　考え方としては，ストーリーラインやトピックリストはできるだけ量を少なくしながらも，そのデータに現れるすべてのトピックを網羅しておくことが重要である．研究者はこういったトピックを識別する作業と，その内容を多面的に分析する作業とを分けておく必要がある（Tesch, 1990）．さらに，1つのトピック領域を多面的に分析する作業と，他のトピック領域をそれぞれ多面的に分析する作業を区別し，また，トピックの中身を分析する作業とインタビューによくある散漫な要素の部分を区別しなければならない．しかしこういった区別をしながらも，想い浮かんだアイディアは，たとえ作業と直接関係がなさそうなものでも書きとめておかねばならない．そういったアイディアは，後になってその作業に重要な意味をもってくることがあるからだ．

　1つの作業を繰り返し行なっていると疲れてくるものである．その疲れを解消するために，1つの作業に集中しながら，自分の作業の内容を変えてみたり（例えば，トピックを明示してみたり，その情報内容の多面的分析をしてみたりする），もしくは，作業する部分を変えてみてはどうだろう（例えば，1つのインタビューですべての予備的な分析作業を完了するか，あるいは，すべてのインタビューを通してその作業の一部を完了する）．作業の内容を変えるこ

とで研究者は新たな気づきを得ることもあり，また，最初の作業を行なう方法を変えたくなることもあろう．ここで注意すべき点は，研究者は一時的に中断した作業がどのようなものであれ，それを継続するにしても，新しいものに変えるとしても，十分に明確なガイドラインを維持し，すべてのデータの扱いに一貫性をもたせるということである．

データ整理の枠組み

　さらに，初期段階で，より体系的な方法でデータに向かう方法として，データを組織化する方法をあらかじめ指示するような何らかの推測的な枠組みを用いることがある（Miles & Huberman, 1990; Patton, 1990; Tesch, 1990）．データを得るためによく構成されたインタビューガイドを用いることで，そのガイドにある質問項目やトピックが最初の組織化の枠組みとして使えることがある．データは，インタビュアーによってなされたそれぞれの質問への回答，もしくはトピック領域への対応によって分けられる．このような研究は推論的な理論的枠組みに基づくことが多いので，この枠組みのキーコンセプトもまたデータ分析の組織化への枠組みとして使うことができる．ターゲットとなる現象のある見方に対して推測的な関わりをもたないことを目的とした研究では，データに適合し，データをまとめることを可能にする枠組みは，いかなるものでも有用であろう．例えば，構造・プロセス・結果，あるいは，出来事・先行の出来事・結果・条件として知られる枠組みのようなものである．

　ここで注意しておくべき点は，分析の準備段階で選択された枠組みはデータをより使いやすい形にするためだけに使われるということである．つまり，研究者が新しい方法ですべてのデータを見ることができるような形である．帰納的な手法を用いた質的研究では，分析のためのいかなる枠組みも，究極的にはデータから得られる．つまり，研究で用いる分析枠組みはデータと適合し，データに忠実でなければならない（Sandelowski, 1993; cf. Key Question 10）．しかしここには，最初の枠組みに固執するあまり，データを組織化し，問題点を明らかにするためのより適切な方法を考える可能性を遮断してしまうといった危険がつねに存在する．

■ 結論 ■

　質的分析には，いわゆるサイエンスとアートの2つの側面がある．他の研究者にも確実に理解される理路整然とした体系的な研究アプローチを重視し，それを，研究成果が科学的に通用するものとして認められるための必要不可欠の条件としている点において，質的分析はサイエンスの側面をもっている．一方，遊びの要素が入ること，想像力を用いること，創造性といった点で，質的分析はしばしば理路整然としない，理解が容易ではないアートとしての側面をもっている（May, 1994）．しかし，こういったアート的側面は，質的分析での発見が新たな知見を与えるものと考えられるためには，必要不可欠の要素だと考えられている．

　本稿では，データの処理に取りかかるための最初のステップについてその概略を示してみた．より深いデータの分析段階へと入り，さらにそこから次の解釈の段階へと移るには専門的な訓練が要求される．と同時に，そこには想像力も必要である．ここに示したステップによって確固とした足場が与えられ，そこから上手く想像の翼を羽ばたかせることができればと願っている．

文献

May, K.A.（1994）. Abstract knowing: The case for magic in method. In J.M. Morse（Ed.）, *Critical issues in qualitative research methods*（pp. 10-21）. Thousand Oaks, CA: Sage.
Miles, M.B., & Huberman, A.M.（1984）. *Qualitative data analysis*: *A sourcebook of new methods*. Beverly Hills, CA: Sage.
Miles, M.B., & Huberman, A.M.（1994）. *Qualitative data analysis*: *An expanded sourcebook*（2 nd ed.）. Thousand Oaks, CA: Sage.
Mills, C.W.（1959/1978）. *The sociological imagination*. London: Oxford University Press.
Patton, M.Q.（1990）. *Qualitative evaluation and research*（2 nd ed.）. Newbury Park, CA: Sage.
Sandelowski, M.（1993）. Theory unmasked: The uses and guises of theory in qualitative research. *Research in Nursing & Health,* 16, 213-218.
Sandelowski, M.（1994）. Notes on transcription. *Research in Nursing & Health,* 17, 311-314.
Strauss, A., & Corbin, J.（1990）. *Basics of qualitative research*: *Grounded theory procedures and techniques*. Newbury Park, CA: Sage.
Tesch, R.（1990）. *Qualitative research*: *Analysis types and software tools*. New York: Falmer Press.
Van Manen, M.（1990）. *Researching lived experience*: *Human science for an action sensitive pedagogy*. Albany: State University of New York Press.

論文の解説

　この論文でサンデロウスキー先生は，質的研究には，データの収集，準備，分析，そして解釈というプロセスが存在すると述べています．そして，この研究プロセスの同時性や反復性，創発的な性質が，量的研究の固定した連続的で直線的なプロセスとは対照的に，質的研究を特徴づけるものだと指摘しています．

　「分析」と「解釈」ははっきりとは区別しにくい，時間的にも概念的にも重なり合うプロセスです．例えば，分析の枠組みが解釈のベースとなることはよくあることです．しかし質的研究のよい結果とは何かを理解するには，「分析」と「解釈」という，似て非なる 2 つのプロセスの違いを明晰に意識することが決定的に重要な意味をもつ，とサンデロウスキー先生は言います．すなわち，まだ「分析」の段階にある未完成の結果と，完全に「解釈」の段階まで終了した結果とを見分ける目をもつということです．

　「分析」は，データを基本要素に分解することによって，研究者が収集したデータを「視る（look at：注意を向けてよく見る）」段階です．この段階は，その後に続く「解釈」の段階において，研究者がそのデータの中に何を「探す（look for：求めて見る）」かを判断するために不可欠なプロセスです．実際，質的研究でよい結果を生みだすには，「解釈」の段階でデータから何を見出すかにかかっていますが，よい「解釈」を生み出すには，研究者がデータを新しい視点から見ることができるように「分析」という体系的な手法でデータに取り組むことが必要なのです．

　「分析」というデータを分けていく段階では，目に見える形にデータを書き並べることもあれば，頭の中だけでデータを並べて見ることもありますが，どの方法をとるにしても研究者がデータを「視る」ことには変わりありません．このようにデータを「注意を向けてよく見る」作業を行なうことによって，データやケースの内部に，あるいはケースとケースの間に，何らかの興味深いパターンや関係性が見えて来ることがあります．このパターンや

関係性は，研究者が再び生（なま）のデータに戻って読んだときに，何を「探す」かを指し示す役割を果たすのです．

　一方，「解釈」とは，データから何か新しいものを考えだし，つくり上げていく作業です．「解釈」の結果として得られた知は，分析の最終結果として"生み出された知"です．質的な解釈は，身近なものをさらに身近にしたり，身近なものを見なれないものにしたり，隠されていたものを暴くことによって，自分のことのように感じる体験（追体験）を読者に与えます．「分析」によって研究者がデータを新しい視点から見えることに成功したなら，「解釈」によって研究者は読者が新しい方法で現象を見ることができる視点を創造していることになるでしょう．

　この「分析」と「解釈」の違いをはっきりと理解しておくことは，研究論文を読んだり書いたりする際に私たちに重要な気づきを提供することでしょう．例えばグラウンデッド・セオリーを標榜する研究で，カテゴリーとサブカテゴリーの説明を列記しているだけの論文を目にすることがありますが，実はその研究はまだ「分析」の段階にあり，「解釈」の段階までに至っていないのだとサンデロウスキー先生は指摘します．グラウンデッド・セオリーによって生みだされる理論が，シンボル（象徴）の交換による人々の相互作用の「解釈」の産物だとするなら，「分析」によって項目をつくり出しただけの作業は確かに未完成の状態であると言わざるを得ないでしょう．

　いま皆さんが読んだサンデロウスキー先生の論文の後半部分には，質的データの「分析」の流れが具体的に説明されています．質的データ分析では，「全体の意味をつかむ」ことから始まり，いくつかの体系的な手法（「事実を引き出す」，「ストーリーライン，トピック，内容」，「データ整理の枠組み」）のいずれか，またはすべてが使われます．いずれも実践的で重要な内容であり，私たちが現在取り組んでいる研究にも応用できる手法がこの中にあると思います．関心のある手法について，本文に引用されている文献を入手し，その手法をより詳しく把握することをお勧めします．

　ところで，これらの取り組みは何のために行なわれているのでしょうか？サンデロウスキー先生は，「データをより使いやすい形にするためだけに使われる」と断言します．つまり，「研究者が，新しい方法ですべてのデータ

を見ることができる」ようにするための「データの組織化」です．帰納的手法を用いる質的研究では，分析のためのいかなる枠組みも，データと適合し，データに忠実でなければならないというサンデロウスキー先生の指摘は特に重要です．質的分析ではデータの収集と分析とが交互に進んでいくので，分析を始める前や分析を始めて間もない時期に想定していた分析の枠組みが，研究プロセスが進んでくるうちに役に立たなくなってくることがよくあります．にもかかわらず，"せっかく枠組みを考えたのだから"と最初に想定した枠組みに固執してしまうことは，より適切で問題点を明らかにする「データの組織化」のありようを考える可能性を閉ざす危険をはらんでいます．質的研究者には，一度手にしたものを，しかるべきときに喜んで手放せる知的な奔放さが求められているのです．

　ただしその際，新たに採用する分析の手法は，すべてのデータに用いられなければなりません．つまり，全データの1/2は手法Aで分析し，途中で別の手法Bを思いついたので，残り1/2のデータは手法Bで分析するというやり方は望ましくありません．既に分析が終了したデータも，すべて新しい方法で分析をやり直す必要があることに注意しましょう．

　質的研究者に向けてサンデロウスキー先生が繰り返し警告を発していること，それは，既成のルール通りに処理してしまうマニュアル化した思考活動です．なぜマニュアル化した思考活動が深刻な問題なのかと言えば，それは研究者が自分の頭で考えようとしなくなるためです．価値ある質的研究の結果は人間の深い洞察や着想の技能によって生み出されるのであり，この技能こそが人間による知的分析とコンピュータソフトによる分類作業とを区別するものなのです．

　研究者のオリジナルな発想は，質的データの「解釈」の段階だけに生じるわけではありません．それはデータ収集の段階から始まり，研究目的に即してデータを組織化していく「分析」の段階にも表われます．よい結果を導く質的分析は，体系的なアプローチを重視する「サイエンスの側面」と，質的研究者の創造性や想像性を重視する「アートの側面」の2つの側面を併せもっているのです．

Key Question 2
質的研究で数を扱ってはいけないの？

　質的研究が盛んに取り組まれるようになった今日でも，看護学では，未だ質的研究の拠って立つパラダイムが理解されがたく，質的研究よりも量的研究のほうが科学的研究として優れたものとして評価される空気があるように思います．そういう空気の中では，質的研究を実施する人には，量的研究を実施できない何らかの理由があると見られがちです．私自身，量的研究を得意とする研究者から面と向かって「あなたは数に弱いから質的研究に逃げているのだろう」と言われて閉口した経験があります．質的研究者の中にも，「自分は数学が苦手だけど国語ならできるから質的研究を選んだ」と言う人も少なくありません．

　一方で，質的研究で数を扱うことが好まれない状況も存在します．質的研究とは言葉を扱うものであり，人の生きる意味を伝える人文学的なアプローチに方向づけられているのであって，客観的な事実を伝える科学的なアプローチではない，それゆえ，質的研究の中に量的な情報に基づく分析や解釈をもち込むことはナンセンスである．こうした考え方は，論文審査の審査員や学会誌の査読者が質的研究において数を扱った論文に対して下す厳しい評価に反映されることがあり，ベテランの質的研究者にも広く浸透している考え方のようです．

はたして質的研究では，数を扱ってはいけないのでしょうか？ また，その必要性はないのでしょうか？ 質的なアプローチをとった研究論文を読んでみると，確かに数が登場する場面は多いとは言えません．サンプルサイズ（研究参加者の人数，面接した時間数，参加観察の回数など）や研究参加者の背景（年齢，看護経験年数など）を紹介する場面で散見されるのみです．しかし，質的研究で数を扱っている論文が少ないという現状が，質的研究で数を扱ってはいけないと思ったり，数を扱う必要性がないと考えたりする根拠になるのでしょうか．

　質的研究において数を扱うことの是非や必要性，そして質的研究において数を扱う際に注意すべき点について，サンデロウスキー先生の論文から学ぶことにしましょう．

Key Questionへの回答 2

よい質的研究を行なうには，数を扱う能力が非常に重要です

本物の質的研究者は数を数えない？
──質的研究における数の使用[2]

　本物の質的研究者は数を数えないものだという，質的研究にまつわる1つの神話がある．この神話でまことしやかに語られているのは，言葉と数は対立するもので，双方を難なく，「恥ずかしげもなく」共存させるにはかなりの知恵を絞る必要があるということと（Ford-Gilboe, Campbell, & Berman, 1995；Rossman & Wilson, 1994），「質的研究＝言葉と質」，「量的研究＝数と量」（Bauer, Gaskell, & Allum, 2000）であるということだ．

　たしかに質的研究の傾向として，数への懐疑的な点に加え，数の不在が挙げられることが多い．また，数と言えば，ポスト実証主義者や新実証主義者らの浅はかな思い込みから，「どのくらいの量（how much）」や「どのくらいの数（how many）」と結びつけられている．少なくとも，数は「リトマス試験紙」（Linnekin, 1987, p. 920）のようなもので，数を扱っているかいないかで，科学的な実証性を志向する（つまり，量的な情報に基づく）量的研究と人文学的なアプローチに方向づけられた質的研究とが区別されている（Chibnik, 1999）．

　質的研究にまつわる神話は，もう1つある．それは，質的研究者は数を数えることができないというものだ．かみ砕いて言えば，質的研究に目を向けて，量的研究の科学的な厳密性を避けようとする研究者には，量的研究をやるだけの能力がない（つまり，数を扱うことができない）ということであり，さらに，言葉を操る能力と数を扱う能力とはまったく別のもの（つまり，両方を同時にもてないもの）であるということだ．私も，足し算，引き算，掛け算，割り算ぐらいの簡単な計算ならできるが，同僚は質的研究者の私が計算できる

---

[2] Sandelowski, M. (2001). Real qualitative researchers do not count: The use of numbers in qualitative research. *Research in Nursing & Health*, 24, 230-240. (© 2001 John Wiley & Sons, Inc.)

ことに驚きを隠せないようで，そういった反応は見ていて面白い．「質的研究者」のレッテルを貼られることは，まさに数学ができないことを暗示しており，逆に，「量的研究者」のレッテルは必ずしも言語能力が欠如していることを意味しないという根拠のない思い込みがあるようだ．

　質的研究者は数が苦手であるという神話は，質的研究において，数を軽視し，十分に活用することなく，さらには，数を避けてしまう事態を招いてきた．たしかに量的研究に比べると，質的研究では数はそれほど顕著に見られない．しかし実際のところ，数は質的データには欠かせない要素であり，数を扱う能力は質的研究の質を高めるには欠かせないのだ．質的研究者が求める「意味」はある程度数に負うところがあり，それは数が意味に依存することの裏返しである（Dew, 1993）．

　量的研究と同じく，数（例えば，人口統計学的データ，疫学データ，調査データなどの数値）は，質的研究においても，研究問題の重要性を確定したり，問題についての既知の事実を記したり，サンプルを記述したりする際に用いられる．また，統計的結果の数値などは，ミックスド・メソッドによる研究では質的データと併せて用いられる．さらに，質的研究がいかに大変で，また複雑であるかを目立たせるには，数はうってつけのレトリック的手段（言葉よりも説得力をもつ手段）(John, 1992）である．例えば，質的研究での「小さな」サンプルサイズという，いわゆる研究の限界についてあれこれと弁解する代わりに，研究者は，そういった見た目には小さなサンプルが，多くの場合，実際には「大きな」数で構成されているのを示すこともできよう．最近のことだが，私のかつての学生（Bailey, 2000）が，病棟での1つのコンピュータ患者記録システムの実施に関する17か月に及ぶエスノグラフィックな研究を終えた．その研究では，20名の情報提供者に対して文字に起こすと総計325ページにも及ぶインタビューを実施し，フィールドノーツ1,162ページ分に相当する124場面の参加観察を行ない，820ページ分のテキストに相当する記録のレビューを行なった．また，10名の研究参加者への1回限りの面接を行なう研究でも，生データだけで250ページにも達することもあった．質的研究者は数のもつ，言葉よりも説得力のある力をうまく使うことで，たとえ$n = 1$の研究でも，そこで扱われる正確なサンプルサイズとデータの量を示すことができる．

本稿では，主として質を扱う研究での，質的データの分析，解釈，そして再現（re-present）における数の使用に焦点を当てる．具体的には，質的データから意味を生み出す目的，研究者の解釈や結論を報告・証明・検証する目的，そして，研究対象となる出来事や経験を再現するという目的での数の使用を考察する．数をこのように用いることは，互いに相容れないものではない．つまり，数を用いる第1の目的は意味を生み出すことだが，その意味にたどり着くまでの段階を示し，その意味を検証するためにも，数は当然のことながら役に立つ．数はそもそも記録や検証に用いられることが意図されており，それはまた，研究者が質的データからより多くの意味を引き出すことも可能にしている．

■ 意味を生み出す ■

　計数は分析プロセスには不可欠の要素である．特に，データの中にあるパターンやそのパターンからの逸脱を認識し，データを分析的，もしくは個性記述的に一般化するには欠かすことができない．パターン認識とは，1つのケースに，あるいは複数のケースに共通して，あるものが繰り返し見えてくることを言う．データにある種のパターンが見られる研究参加者の数は「少し」なのか，「数名」なのか，「多い」のか，そして，パターンは研究参加者のグループには「共通」なのか，「典型的」あるいは「まれ」なことなのか．このような点を見出すことで，ある出来事の頻度や典型性だけでなく，その強さについて見えてくるものがある．

　このような計数は無意識のうちに行なわれていることが多い．質的研究者は，出来事や経験について，数では表わせない性質や意味を重視しようとするからである．質的研究者は，生のデータをカテゴリーに分類したり，そこに規則性を見出してコード化したり，テーマとして示すことがある．そのようなとき，質的研究者は無意識のうちに現象の中にある数えられるものから，分析に使えそうなものを抜き出している．こういったデータは単に名目上のデータとして記録される対象かもしれないが，そうした出来事，経験，テーマに名前を付け，それらのあるなしを検討しているのは研究者自身なのである．

　それゆえに，サンプルのサイズと構成に応じて，質的データセットからより多くの意味を引き出すために，記述統計的な手法と同時に，推測統計的な手

法も用いられる．こういったデータセットの中には，量的なデータセットへの変換，または読み換えに適したものがあるからだ．このプロセスは「量化すること（quantitizing）」(Tashakkori & Teddlie, 1998, p.126) とも「量的な翻訳（quantitative translation）」(Boyatzis, 1998, p.129) とも呼ばれ，ターゲットとなる現象をより十分に記述し解釈する，あるいは記述か解釈のどちらかを行なうために，質的な「テーマ」が，スコア，尺度，クラスターなどの数で表わされる．例えば，Blaxter (1983) の研究では，46 名の女性を調査し，その体調不良や疾患の原因を 11 のカテゴリーに分け，患者数の多い順に事例をリストアップした．患者数が最も多かったカテゴリーは「感染」で，最も少なかったのは「老化」であった．11 のカテゴリーのそれぞれに，Blaxter は言及された症状の中で最も多かったものをリストアップし，その症状を挙げた女性の数を記した．

　情報を数値で表示することで，パターンが「より明瞭に浮かび上がってくる」(Dey, 1993, p.198)．上に挙げた Blaxter の研究では，研究結果についての考察から，研究に参加した女性たちは同じ症状に複数の原因を考えてしまうことがわかり，またそのことは，表に示された数値にも見えてくる．例えば，結核の原因として考えられる状況として，感染症，遺伝，環境，トラウマ，そして，ネグレクトや貧困などがある．結核は，最も多く言及された疾患 ($n = 36$) であったが，同時に，その原因が議論されずに言及される最も頻度の高い疾患の中で2番目にランクされていた ($n = 16$)．Blaxter は，変数である女性，疾患，原因の数を数えた結果，解釈に値する結果を見出したのである．ここに見られるように，結核は重大な疾患だと考えられる一方で，あまりにもよく知られ，また珍しい疾患ではないと思われていた．このような見方から，結核の原因が議論されることもあれば，されないこともあった．

　私が同僚と行なった，胎児に障害があると診断された女性とそのカップルに関する研究では (Sandelowski & Jones, 1996a)，数値を記すことで次のことが示された．研究に参加した患者は，妊娠中絶すべきか否かの決定について語ったストーリーによって理論的に区別することが可能であったが，それは，その患者が実際に行なった選択や，その選択を取り巻く「実際の」状況によって経験的に区別されるのと同じくらい，あるいはそれ以上に有益なものと考えられる．表1にあるように，同じ状況にあって（障害のある胎児が生きてい

表1 胎児に障害があると診断されたカップルにおける妊娠中絶の選択の状況とストーリー

状況	ストーリー				
	自然	認めない	喪失	閉鎖的	発見
生存可能な胎児かつ選択肢あり ($n = 5$) 　継続 　中絶		3		2	
生存不可能な胎児かつ選択肢あり ($n = 5$) 　継続 　中絶	5				
生存可能な胎児かつ選択肢なし ($n = 3$)			3		
生存不可能な胎児かつ選択肢なし ($n = 2$)			1		1

注)"'Healing fictions': Stories of choosing in the aftermath of the detection of fetal anomalies," by M. Sandelowski and L. C. Jones, 1996, *Social Science and Medicine*, 42, p.357 より．Elsevier Science(Copyright 1996)の許可を得て転載

けるかいけないかのどちらかで，双方とも中絶の選択肢がある場合とない場合），同じ行動を取ろうと考えている（中絶するかしないか）女性とカップルは，選択についても同じストーリーを語った．しかし，1つの経験的カテゴリーと1つの理論的カテゴリーに例外があった．つまり「喪失」のストーリー（理論的カテゴリー）が，2つのグループの参加者（経験的カテゴリー）に現れ，その一方で，「喪失」と「発見」の両方のストーリーが，1つのグループの参加者に現われた．

研究全体から見て，サンプルのサイズと構成はナラティブのパターンを検証するには質的にも量的にも不十分だったが，生における共通の有害事象や，そのウェルビーイングへの影響を経験する人々が利用できるストーリータイプの範囲に関する研究課題を考え出すには十分な大きさであった．事実，この結果を数値で示したことで，ナラティブのグループ分けは経験的なグループ分けと常に一致するわけでないことがわかり，また，これらのストーリーが果たしている機能をさらに探究すべきこともわかった．

このように，数値を用いることは，パターンを探したり，作業仮説を立てるのに有益であろう．表2〜4では，妊娠中に胎児の障害を知ることが，これから障害児をもつことの重荷をどの程度増大させるのかを明らかにする数値を

表2 妊娠期における知識負荷の持続期間の識別に必要な情報の一覧

ケース	妊娠が判明した在胎週数*	障害が診断された在胎週数	出生・死亡・中絶した週数	胎児異常を知らずに過ごした週数	胎児異常を知って過ごした週数
1	10	30	38/出生	20	8
2	11	30	37/出生	19	7
3	4	21	22/中絶**	17	1
4	4	16	20/中絶	12	4
5	7	26	37/出生	19	11
6	6	18	36/出生	12	18
7	4	18	19/中絶	14	1
8	4	35	40/出生	31	5
9	1	16	16/中絶	15	<1
10	4	17	22/中絶	13	5
11	4	15	19/中絶	11	4
12	4	18	19/中絶	14	1

* すべての在胎時間と期間は週数を表わす
** 胎児死亡後の中絶

示しており，5組のカップルが子どもの障害を前もって知ることで妊娠の喜びが妨げられたことを示唆した（Sandelowski & Jones, 1996b）．そこで私は，カップルが何も問題ないと思うまでの時間の長さと，妊娠中に何かが悪いと知りながら過ごした時間を計算することにした．その目的は，分析的あるいは臨床的に関連することがわかるような方法で，その事実を知りつつ過ごした場合と，何も知らないで過ごした場合とで，妊娠期間の長さによってカップルに差異が生じたかどうかを突き止めるためであった．つまり，次のような問題に答えるためである．

・カップルが妊娠を知ったとき，胎児に障害があることを知ったとき，そして中絶したときについて，それぞれのカップルの情報を視覚的に表示することで，何らかの暗示的なパターンが見えてくるか．
・ナラティブ方略やペアレンティングスタイルといった，後で結果と関連してくるカップルをグループ分けする主要な組織化の原理として，その

表3 胎児異常のある妊娠を継続したカップルと中絶したカップルがその事実を知っていた期間($n = 12$)

事実を知っていた週数	継続($n=5$)	中絶($n=7$)
1〜2	0	4
4〜5	1	3
7〜8	2	0
11	1	0
18	1	0

表4 胎児異常のある妊娠を継続したカップルと中断したカップルがその事実を知らなかった期間($n = 12$)

事実を知らなかった週数	継続($n=5$)	中絶($n=7$)
11〜13	1	3
14〜15	0	3
17〜20	3	1
31	1	0

時間の長さ(事実を前もって知りつつ過ごす場合と,何も知らずに過ごした場合)を分析の視点として用いることができるか.

表2は,胎児に障害があることを知っていたカップルおよび,そのことを知らなかったカップルがどの程度の妊娠期間を過ごしたかを計算するために必要なすべての情報を含んだインタビューの逐語録からデータを表示したものである.このように,数値を表示することで,私は自分のデータを新しい視点から見ることができるようになった(それゆえに,自分のデータの中に新しいものを見出すことができるようになった)だけでなく,サンプルの特徴がより見えてくるようにもなった.表2にあるように,最終的に中絶した7組のカップルは,中絶しなかった5組のカップルよりも妊娠の早い時期に胎児に障害があると診断されていた.前者が診断を受けたのは15〜21週の間だったが,後者は35週の場合もあり,早いものでも18週を過ぎていた.表2,3に示す通り,中絶した7組のうち,胎児に異常があると知りながら5週間以上過ごしたカップルはなく,そのうちの4組は胎児に異常があると診断されてから1週間

以内に中絶したが，そのカップルが胎児の障害を知りながら過ごした期間はわずか1～2週間であった．妊娠を継続した5組のカップルでは，3組が障害を知りながら少なくとも7週間過ごし，1組のカップルは18週まで過ごした．**表2，4**にあるように，妊娠中絶した7組のカップルのうち，6組は障害を知らずに15週しか過ごしていない．対照的に，妊娠を継続した5組のうち，4組は障害を知らずに少なくとも17週は過ごしていた．このような数値を見ていると，胎児の異常を知らずに過ごす妊娠期間が長ければ長いほど，生まれてくる子に対する反応がより好ましいものとなるのか，あるいは，胎児の異常を知ってからの時間が長ければ長いほど，その子が生まれた後に親がより速やかに適応できるようになるのかといった疑問が浮かんでくる．親たちの最終的なウェルビーイングにとってより大切な問題は，胎児に異常があることをいつ知るのか，あるいは，知ってからどのくらいになるのかということである．

情報を数値で示すことで，パターンがよりはっきりと現われてきたり，少なくとも，分析について考慮すべき新たな問題や方向性が生じてくる．さらに，意味をはっきりとさせることもある．数値ではなく言葉でデータを表示すると分量が多くなり過ぎたり，複雑になることがあり，その結果，データに含まれるすべての情報を吸収し理解するのが難しくなる．そこで，質的データを整理して数値で表わすことで，鍵となる結果への焦点が鮮明になる．

糖尿病についての専門職者と患者による説明を，5つのパラメータ（病因，発症時期と様式，病態生理学，重症度，治療）で比較分析した研究がある（Cohen, Tripp-Reimer, Smith, Sorofman, & Lively, 1994）．その報告書では，まず，研究参加者の反応がそのまま言葉で詳しく記述され，そこに出てきた不一致についての重要な部分が示された．次に，糖尿病の原因，病態生理学，重症度，治療についての専門職者と患者の説明が「一致」，「やや不一致」，「大幅な不一致」のどれに該当するかを数値化して表に示した（**表5**）．この表に結果を数値で記載することで，質的データを示すかわりに，一致，不一致が一目でわかるように示すことができた．ここでは「数えられるもの」(Seale, 1999, p.121) だけを数えたのである．

すべての質的データが簡単に数えられるということはない．むしろほとんどの場合，質的データは数えられないと主張する研究者もいる．発症時期と様式については，専門職者の回答があまりにも一般的過ぎて数値化できなかった

表 5　鍵となる結果の要点を見えやすくするための数値の使用

パラメータ	専門職者と患者の説明の一致度（$n=14$）		
	一致	やや不一致	大幅な不一致
病因	2	5	7
病態生理学	3	1	10
重症度	6	6	2
治療	8	5	1

注）"Explanatory models of diabetes : Patient practitioner variation," by M. Z. Cohen, T. Tripp-Reimer, C. Smith, B. Sorofman, and S. Lively, 1994, *Social Science & Medicine*, 38, p.61 より．Elsevier Science（Copyright 1994）の許可を得て転載

ため，数値による比較は行なわれなかったが，もちろんこの回答は無視されることなく，言葉で詳しく記述された．

また，この研究では，専門職者と患者のそれぞれの組み合わせごとに合計した数値も出し，さらに，スピアマンの相関係数を用いて，これらの数値とグリコシル化ヘモグロビンレベルとの間に有意の関係があるかどうかを検証した（Cohen et al., 1994）．そこで，説明モデルの一致（explanatory model congruence）と正常な HbA1c 値の間には，相関しつつも（$r=0.267$），しかし有意でない（$p=0.355$）関係が見出された．また，「注目すべき傾向」（Cohen et al., p.64）も見出された．それは，ペアになっている専門職者と意見がやや不一致の患者ではその 52％が，大幅に不一致の患者ではその 50％が HbA1c の正常域にあったが，意見が一致する患者ではその 68％が，正常の HbA1c 値を示したという点で注目すべき傾向なのである．

このエスノグラフィックな研究は，量的な分析手法をさまざまな形で，そして洞察に満ちた用い方をすることで，質的データから意味を引き出そうとした模範例を示している．ここでつくり出された「糖尿病の合成モデル」（p.64）は，さまざまな計算（本稿ではその一部のみを紹介）から部分的に導き出された詳細なエスノグラフィー的な記述に基づいていた．実際，数をこのように使用することは，これまでもエスノグラフィックな研究の方法には欠かせない要素であった（LeCompte & Schensul, 1999; Ryan & Bernard, 2000）．

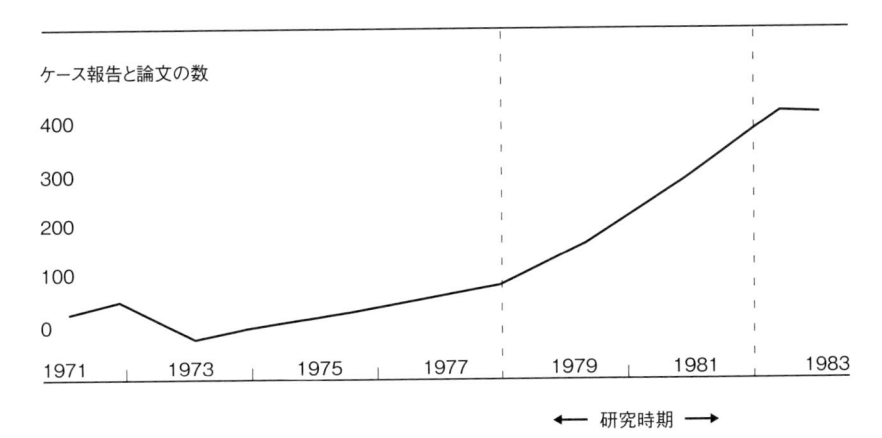

```
ケース報告と論文の数
400
300
200
100
  0
   1971    1973    1975    1977    1979    1981    1983
                                   ←  研究時期  →
```

図1　特定のケースを任意のケースにする数の表示

注）"The technological imperative in medical practice：The social creation of a 'routine' treatment," by B. A. Koenig, in *Biomedicine examined* (p.472), edited by M. Lock and D. Gordon, 1988, Dordrecht, The Netherlands：Kluwer Academic　よ　り．Kluwer Academic（Copyright 1988）の許可を得て転載

■ 結果の報告，証明，検証 ■

　計数は，記述的妥当性（descriptive validity：ケースの「事実」を明確にすること），解釈的妥当性（interpretive validity：出来事についての研究参加者の解釈を明確にすること），理論的妥当性（theoretical validity：これらの事実に合う解釈をつくり出すこと）のすべて，あるいはいずれかを保証する上で必要不可欠である（Maxwell, 1992）．数を数えることで，研究者はそのデータのすべてを説明し，いかなるデータも「軽視」（Dey, 1993, p.220）しないことが保証され，それによって質的分析の大きな落とし穴を避けている．その落とし穴とは，出来事の劇的で生々しい説明を重視し過ぎること，研究者が発見したいパターンに適合しないデータを軽視すること（「全体論的誤謬」とも呼ばれる［Miles & Huberman, 1994, p.263］），そして，平均値への回帰（適当に見積もったり，平均的にならしてしまうこと），人間の説明や人間の生のもつ矛盾やとらえどころのなさを一掃してしまうことなどである．「数値を示すこと」（Dey, 1993, p.223）は有益な矯正手段となりうるし，1つの追跡要素として，それを用いることで研究者が手順的，分析的な措置を報告することがで

極:器質性の名前	1-3	4	5-7	機構性の	データなし
	疾患		骨折		
	1%	15%	49%		35%
説明的引用					
	「病気」		「腰がやられた」		
	「骨粗鬆症」		「骨が粉々になった」		
病態生理学					
	骨折して転倒		転倒して骨折		
	10%	14%	64%		12%
説明的引用					
	「転ぶ前に腰が砕けた」		「尻もちをつき,腰が砕けたのがわかった」		
予後					
	全面的な機能障害		完全な回復		
	14%	10%	70%		6%
説明的引用					
	「老人ホームに行かねば」		「十分に回復するだろう」		

図2　分析的な措置を報告する数の表示

注)"Finding meaning after the fall: Inquiry narratives from elderly hip fracture patience," by J. M. Borkan, M. Quirk, and M. Sullivan, 1991, *Social Science and Medicine*, 33, p.951. より. Elsevier Science(Copyright 1991)の許可を得て転載

きよう (Rogers & Cowles, 1993).

　図1は，治療的血漿交換を特集したケース報告と論文の数を経年的にグラフ化し，その手法を正当化することで，実験的治療から通常の治療への急速な変化を例証しようとした研究結果を示したものである (Koenig, 1988). この研究では，治療の通常化への過程を研究するために，実際に選んだケースを，エスノグラフィックな研究が可能なケースにする必要があった．図2, 3は，高齢の股関節骨折患者を対象にミックスド・メソッドを用いた研究の質的部分における，分析的，および手順的な措置を報告し，証明するために必要な数値を示したものである (Borkan, Quirk, & Sullivan, 1991). 図2には「データなし」の欄があるが，質的研究では特に珍しくない，予期されたことである．データ収集の目的が，比較可能なデータセットの収集だけでなく，むしろケー

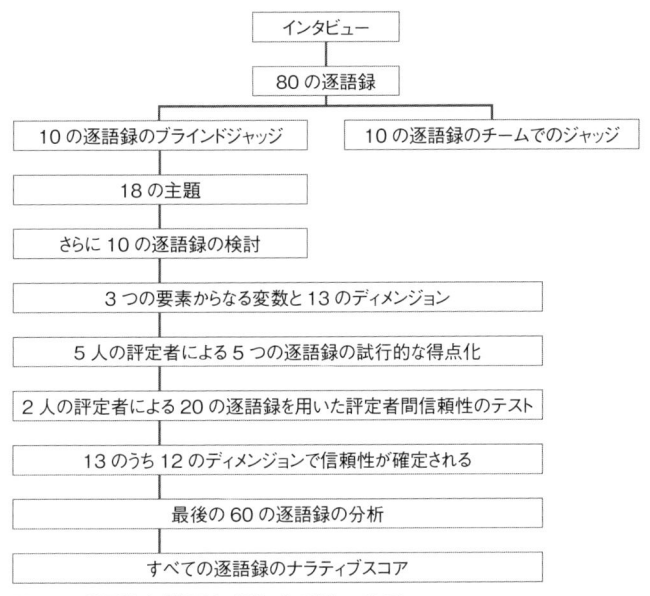

```
        ┌──────────────┐
        │  インタビュー  │
        ├──────────────┤
        │  80 の逐語録   │
        └──────┬───────┘
        ┌─────┴─────┐
┌───────────────────────┐  ┌───────────────────────┐
│10の逐語録のブラインドジャッジ│  │10の逐語録のチームでのジャッジ│
└───────────┬───────────┘  └───────────────────────┘
    ┌───────┴────────┐
    │   18 の主題     │
    ├────────────────┤
    │さらに10の逐語録の検討│
    ├────────────────────────┤
    │3つの要素からなる変数と13のディメンション│
    ├────────────────────────────┤
    │5人の評定者による5つの逐語録の試行的な得点化│
    ├────────────────────────────────┤
    │2人の評定者による20の逐語録を用いた評定者間信頼性のテスト│
    ├────────────────────────────────┤
    │13のうち12のディメンションで信頼性が確定される│
    ├────────────────────────┤
    │  最後の60の逐語録の分析  │
    ├────────────────────────┤
    │すべての逐語録のナラティブスコア│
    └────────────────────────┘
```

図3 手順的な措置を報告する数の表示

注）"Finding meaning after the fall：Inquiry narratives from elderly hip fracture patience," by J. M. Borkan, M. Quirk, and M. Sullivan, 1991, Social *Science and Medicine*, 33, p.950. より．Elsevier Science (Copyright 1991) の許可を得て転載

スごとに完全なデータセットを集めることだからである．**図3**に示されている数値は，許容されるレベルの評定者間信頼性を確保するプロセスを確立するのに重要であったが，それは，この研究の最終的な目的が語りと機能的転帰との関連づけにあったからだ．

　表6は，印象の裏づけが第1の目的で，サンプルをより完全に記述することは二次的な目的に過ぎない数値の使用例である．私は自分の研究で観察した不妊症のカップルには，そうでないカップルに比べて，不妊症であるがゆえに，また不妊症とは無関係に逆境をより多く経験したのではないかという印象を抱いた．そこで，カップルが経験したと述べたすべての出来事の中で，北米に住む私たちの常識では通常は不幸な出来事と見なされるものをリストアップし，その数を数えた．その結果を不妊症のグループとそうでないグループに分けて表にしたところ，私は，不妊症のカップルはそうでないカップルに比べ

表6 印象を裏づけるための数の表示

不幸なライフイベント	不妊でない（n＝19）	不妊である（n＝75）
離婚	4	24
寡婦	0	1
妊娠・胎児の喪失	2	17
選択的中絶	3	3
養子縁組の失敗	0	8
重篤な疾患	1	11

注）*With child in mind: studies of the personal encounter with infertility* (p. 262) by M. Sandelowski, 1993, Philadelphia：University of Philadelphia Press. University of Philadelphia Press（Copyright 1993）の許可を得て転載

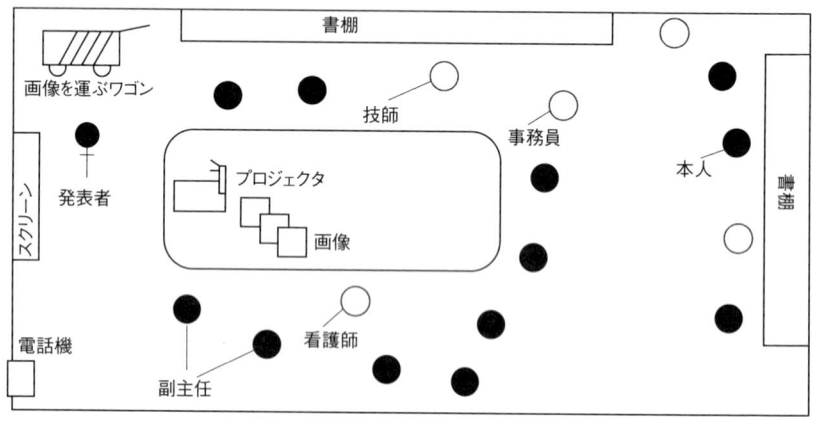

図4　空間的位置関係について数を示す図表示

注）"Images and Image：Technology and the social politics of revealing disorder in a north american hospital," by C. M. Simon, 1999, *Medical Anthropology Quarterly*, 13, p.148. より．American Anthropology Association（Copyright 1999）の許可を得て転載

て，妊娠や出産に関連した逆境に苦しんだだけでなく，離婚や重篤な疾患にも苦しんでいたのではないかという自分の印象が正しかったことを裏づけることができた．

　解釈を支持する目的で数値データを視覚化した例が図4であり，典型的な画像診断カンファレンスでの空間的な位置関係を示している（Simon, 1999, p.148)．この図では，参加者と傍聴者のうち男性を黒丸で表わすことで男女数がわかるように配置し，このようなカンファレンスでの空間的な位置関係に，支配的なジェンダー力学が反映されているという研究の結論の信頼性を高めようとした．

■ データと生の再現 ■

平均値や頻度が，本文中で，もしくは表，グラフ，略図といった視覚的表示の中でサンプルを記述するために用いられるように，数値は質的研究における出来事の再現にも用いられる．健康科学における質的研究者は，自分が研究した生を再現する際に，科学的な基準と人間的・芸術的（humanistic/artistic）な基準の両方を満たしていたいと考えている．そして，研究の手順や分析の科学的な厳密性を伝えようとする一方で，報告それ自身の美的な資質（aesthetic quality）を損ないたくないとも考えている．質的研究者は，数よりも言葉を好み，数の一覧よりも経験の描写を好む．数は，質的研究におけるサイエンスとアートの間にある必然的な緊張関係を明らかにすることもあれば，逆に，曖昧にわかりにくくして，複雑にしてしまうこともある．数の「疑わしい使用」(Stern, 1989, p.139) には，言葉による計数，過度の計数，誤解を招きやすい計数，文脈にそぐわない計数という，4つのやっかいな問題が絡んでいる．

言葉による計数

言葉による計数が生じるのは，研究者が具体的な数を示さないで，数をほのめかす表現をするときである．例えば，研究参加者に言及するのに「少しの」，「数名の」，「多くの」，「たいていの」などの語を用いることがある．また，テーマに言及して「共通した」，「よく知られている」，「ときどき」，「めったにない」と言ってみたり，経験に言及して「テーマに関する」という語が使われたりする．他にも，こういった数量を示す語が結果を限定するために用いられ，文中ではその語の指す具体的な数値が示されないことがある．つまり，ここでは，本当の数が言葉によって覆い隠されている．

著者には，曖昧な数量を示す代名詞ではなく正確な数値を用いるという選択肢もある．例えば，「3名の女性は結核が感染によるものであると信じてい

た」だとか，「その 3 名を除くすべての女性は結核が栄養不足に起因すると信じていた」のようにである．正確な数値を表わさない代名詞を使用してもよいが，その場合，最初の段階で（本文中，もしくは凡例や脚注で），そういった代名詞が意味する内容を読者に示しておくとよい．例えば，研究参加者の 50 % 以上に起こる場合に「共通した」という語を用い，「ほとんどない」や「めったにない」は研究参加者の 20 % 以下にしか生じないというように操作的に定義することができる．

過度の計数

ここに潜む危険は，著者が言葉による計数の曖昧さを埋め合わせようと躍起になり，正確な数を示すことで頭がいっぱいで，結果として数値を過度に示してしまうことである．こういった過度の計数には，表示上のものと分析的なものの 2 種類がある．

表示上の過度の計数 まず，最初の問題だが，これはそれほど深刻ではない．研究者は数えるべきものを数えるものだが，数値を使いすぎるあまり，結果の提示が美しくないことがある．「3 名の女性が……」，「6 名の女性が……」，「10 名の女性が……」のように数字を繰り返すことがあるが，この種の繰り返しを避けるには，前に述べたような操作的に定義された言葉による計数を用いたり，頻度を示すデータ表示を使う方法がある．ある研究では，3 つの表を用いて，フォーカスグループ法による質問で女性から引き出した回答の数と，識別された社会サービス問題のそれぞれのカテゴリーにおける回答の数を示した (Seals et al., 1995)．この手法により，研究報告書の中で，これらの回答の質的な性質に焦点を当てることができた．「ほとんど共通して，女性たちは社会サービスを使用する不便さを記した」(p.505) と書かれていても，読者は表を見ることで「ほとんど共通」の意味を理解することができる．

また，表示上の過度の計数を避ける方法として，研究参加者に関連のある記述的材料を加えたり，表現スタイルを変えることがある．例えば，「その疾患は感染によるものと信じていた 3 名の女性は，ともに，その親戚の誰かがウイルスに感染した後，その疾患を発症していた」のような書き方になろう．つまり重要な点は，結果の提示に数値を使っても，その提示が数字ばかりにならないように注意することである．

分析的な過度の計数　より深刻な問題は，数えることだけが目的化することや，数えられないものを数えることである．質的研究者は，解釈を十分に練り上げて提示するのが主要な仕事だが，その役割から逸脱するやり方で数が用いられることがある．分析者は数値的に正確になるあまり，その結果として，対象となる現象の理解には関係なくとも，数えられそうなものは何でも数えてしまう．例えば，いつもではないが，ある種の質的研究では，データに見出されるテーマの数を数えることが求められる．前述の研究（Borkan et al., 1991）では，見出されたテーマを数え上げ列挙していくことが，言葉で表わされる膨大なデータを，股関節骨折について2つのナラティブ的説明を表わす2つの変数へと変換した方法を報告するには欠かせない作業であった．この研究において，ナラティブデータの処理の結果は量的な情報として与えられた．ここでは，テーマを数えることは過度の計数ではなかったのである．

　これと対照的に，分析的な過度の計数の例として，グラウンデッド・セオリーによる研究を行なっている研究者が報告書に挙げたカテゴリーそのものの質的な性質ではなく，1つのカテゴリーに該当する回答者の数を強調しているものが挙げられる．例えば，分析の段階で，25名の女性HIV患者のサンプルから5つの方向性が見出されたとする．この場合，回答のパターンは異なり，互いに相容れないものであったこと，その回答のパターンを今後の方向性として分類したことの説明が研究報告書で強調すべき主要な点となる．そして，方向性を決定づける特性，方向性を最も示す女性，それぞれの方向性をもつことの結果などのパラメータで，これら5つの方向性が比較される．25名の女性のうち，5名がパターンA（方向性A），10名がパターンB，7名がパターンC，1名がパターンD，そして残りの2名がパターンEを示したと報告するだけでは，単にすべての研究参加者の方向性を明らかにしたと報告しているにすぎない．パターンBが多く見られるとコメントしてよいが，それは今回調査対象となった女性の集団に限ってのことであると付け加えておかなければならない．さらに，合目的的に選択されたサンプルに，1つのパターンが多く見られたところで，それは，5つの互いに両立しない方向性の発見ほどには将来との関連性はない．そのようなサンプルでは，多く見られることについての推論はあくまでもサンプル内の推論だからである．さらに，「5つのパターンが見出された」とパターンの数を示すよりも，パターンそれ自身を詳しく説明するほ

うが重要である．したがって，救命救急室での蘇生についての研究（Timmermans, 1997）における重要な結果は，インタビューと観察から見出された「サバイバル的（生存的）」，「分岐的」，そして「全体的」(p. 157) 蘇生の視点であった．これらの理論的なグループ分けのそれぞれに，蘇生の回数や蘇生を行なった人の数を具体的に記すことは，この研究報告の目的とはあまり関係がない（そのため，記載してもよいし，しなくてもよい）．むしろ，異なる蘇生の視点を実際に特定したことを理解させる能力のほうがよほど重要である．

誤解を招きやすい計数

　実数を示す場合，読者に誤解を与えるような計数は避けたいものである．例えば，小さなサンプルの記述にパーセンテージを使うことは避けるべきである（ただし，こうした数値による再現を求める学術誌もあるかもしれない）．サンプルが2つしかないとき，サンプルの50％がこれを行っただとか，サンプルの100％があのように示したなどという表現は，非常に誤解を招きやすい．だいたいの目安として，サンプル総数が25以下のケース（人，家族，組織など）なら，それぞれの事項を示す際には，パーセンテージよりも実数を示すほうがより間違いが少ない．

文脈にそぐわない計数

　最後に，研究参加者や出来事について数以外の情報を与えない，もしくは，数から根拠のない推論を引き出すような，文脈にそぐわない計数も避けたいものである．例えば，観察した子どもの40％が怒っていたと述べているのだが，これらの子どもについて他の情報をまったく与えないような場合である．あるいは，研究参加者がある出来事を言及した回数を数え，それを最も多く語った人々の一生の中で，その出来事が最も重要だったと結論するようなことも，文脈にそぐわない計数の例である．他にも，研究参加者が「怒っている」という語を使った回数を数え，その数で怒りの度合いを結論づけるような場合も同じである．語りについてナラティブその他の理論的な定式，もしくは，研究者がそう結論づけることのできるライフイベントの顕著な特徴がなければ，その結論は理論的妥当性を欠いたままとなる．

■ 結論 ■

質的研究において「数を超えて」(Greenhalgh & Taylor, 1997) いきたいという願望が，数を使わないということであってはならない．数は，ナラティブを補完し，ナラティブの内容を高めることを可能にする (Olson, 2000)．質的研究者には，信頼のおける結果を示し，その結果についての示唆に富む研究報告が作成できるように，数を効果的に用いることが求められている．質的研究者にとって重要なことは，数値の使用を意味あるものとするために，数えるべきときはいつなのか，そして数えることができるものは何なのかを，研究者自身が決めなければならないということである．

文献

Bailey, D. (2000). Nurse work and the computerized patient record. Unpublished doctoral dissertation, University of North Carolina at Chapel Hill, Chapel Hill.

Bauer, M.W., Gaskell, G., & Allum, N.C. (2000). Quality, quantity and knowledge interests: Avoiding confusions. In M.W. Bauer & G. Gaskell (Eds.), *Qualitative researching with text, image and sound: A practical handbook* (pp. 3-17). London: Sage.

Blaxter, M. (1983). The causes of disease: Women talking. *Social Science & Medicine*, 17, 59-69.

Borkan, J.M., Quirk, M., & Sullivan, M. (1991). Finding meaning after the fall: Injury narratives from elderly hip fracture patients. *Social Science & Medicine*, 33, 947-957.

Boyatzis, R.E. (1998). *Transforming qualitative information: Thematic analysis and code development*. Thousand Oaks, CA: Sage.

Chibnik, M. (1999). Quantification and statistics in six anthropology journals. *Field Methods*, 11, 146-157.

Cohen, M.Z., Tripp-Reimer, T., Smith, C., Sorofman, B., & Lively, S. (1994). Explanatory models of diabetes: Patient practitioner variation. *Social Science & Medicine*, 38, 59-66.

Dey, I. (1993). *Qualitative data analysis: A user-friendly guide for social scientists*. London: Routledge.

Ford-Gilboe, M., Campbell, J., & Berman, H. (1995). Stories and numbers: Coexistence without compromise. *ANS: Advances in Nursing Science*, 18, 14-26.

Greenhalgh, T., & Taylor, R. (1997). How to read a paper: Papers that go beyond numbers (qualitative research). *British Medical Journal*, 315(7110), 740-743.

John, I.D. (1992). Statistics as rhetoric in psychology. *Australian Psychologist*, 27, 144-149.

Koenig, B.A. (1988). The technological imperative in medical practice: The social creation of a "routine" treatment. In M. Lock & D. Gordon (Eds.), *Biomedicine examined* (pp. 465-496). Dordrecht, The Netherlands: Kluwer Academic.

LeCompte, M.D., & Schensul, J.J. (1999). *Analyzing and interpreting ethnographic data: Ethnographer's toolkit* 5. Walnut Creek, CA: Altamira Press.

Linnekin, J. (1987). Categorize, cannibalize? Humanistic quantification in anthropological research. *American Anthropologist*, 89, 920-926.

Maxwell, J.A. (1992). Understanding and validity in qualitative research. *Harvard Educational Review*, 62, 279-299.
Miles, M.B., & Huberman, A.M. (1994). *Qualitative data analysis: An expanded sourcebook*, 2 nd ed. Thousand Oaks, CA: Sage.
Olson, T. (2000). Numbers, narratives, and nursing history. *Social Science Journal*, 37, 137-144.
Rodgers, B.L., & Cowles, K.V. (1993). The qualitative research audit trail: A complex collection of documentation. *Research in Nursing & Health*, 16, 219-226.
Rossman, G.B., & Wilson, B.L. (1994). Numbers and words revisited: Being "shamelessly eclectic." *Quality & Quantity*, 28, 315-327.
Ryan, G.W., & Bernard, H.R. (2000). Data management and analysis methods. In N.K. Denzin & Y.S. Lincoln (Eds.), *Handbook of qualitative research*, 2 nd ed. (pp. 769-802). Thousand Oaks, CA: Sage.
Sandelowski, M. (1993). *With child in mind: Studies of the personal encounter with infertility*. Philadelphia: University of Pennsylvania Press.
Sandelowski, M., & Jones, L.C. (1996 a). "Healing fictions": Stories of choosing in the aftermath of the detection of fetal anomalies. *Social Science & Medicine*, 42, 353-361.
Sandelowski, M., & Jones, L.C. (1996 b). Couples' evaluations of foreknowledge of fetal impairment. *Clinical Nursing Research*, 5, 81-96.
Seale, C. (1999). *The quality of qualitative research*. London: Sage.
Seals, B.F., Sowell, R.L., Demi, A.S., Moneyham, L., Cohen, L., & Guillory, J. (1995). Falling through the cracks: Social service concerns of women infected with HIV. *Qualitative Health Research*, 5, 496-515.
Simon, C.M. (1999). Images and image: Technology and the social politics of revealing disorder in a North American hospital. *Medical Anthropology Quarterly*, 13, 141-162.
Stern, P.N. (1989). Are counting and coding a cappella appropriate in qualitative research? In J.M. Morse (Ed.), *Qualitative nursing research: A contemporary dialogue* (pp. 135-148). Rockville, MD: Aspen.
Tashakkori, A., & Teddlie, C. (1998). *Mixed methodology: Combining qualitative and quantitative approaches*. Thousand Oaks, CA: Sage.
Timmermans, S. (1997). High touch in high tech: The presence of relatives and friends during resuscitative efforts. *Scholarly Inquiry for Nursing Practice*, 11, 153-173.

論文の解説

　この論文でサンデロウスキー先生は,「数は質的データには欠かせない要素」と指摘し,質的研究における数の使用を積極的に肯定しています.そして,「質的データ　から意味を生み出す目的」,「結果を報告・証明・検証する目的」,「研究対象となる出来事や経験を再現するという目的」での数の使用について,それぞれ具体例を挙げて説明しています.「数を扱う能力は質的研究の質を高めるには欠かせない」と断言するサンデロウスキー先生にとって,「質的研究では数を扱ってはいけないのか？」や「その必要性はないのか？」という問いは愚問であるとさえ言えるでしょう.

　質的データから意味を引き出すために,質的データを量的なデータセットに変換する手法と聞くと,多くの人が「内容分析」を思い起こすと思います.内容分析は,Berelsonなどが体系化したマス・コミュニケーション研究における代表的な実証研究の方法の1つです（有馬,2007,p.1）.しかし,皆さんもお気づきの通り,サンデロウスキー先生がここで述べている「量化」の目的は,内容分析によって最終的な結果を導き出す,いわばデータ分析の帰結としての量化にとどまらず,量化を出発点としてパターンを探し出す,あるいは作業仮説を立てて自分のデータを新しい視点から見ることができるようにすることでもあります.データ分析の出発点で,いわば仕掛けとしての量化を経ることによって,深く多面的な解釈が可能となり,考慮すべきデータや分析の方向性,あるいは鍵となる結果への焦点が鮮明になると言うのです.

　私の知り得る範囲では,日本で発表された看護研究で,質的データを量化することによって作業仮説を立て,分析・解釈を深めた報告は,皆無ではありませんが稀少です.したがって,多くの質的研究者にとってサンデロウスキー先生の指摘は新鮮であり,チャレンジ精神を駆り立てるものではないでしょうか.紹介されている研究論文を参考にして,そのノウハウを学びたいものです.

質的研究の結果を報告・証明・検証する目的で数を使用することも，現在のところ日本の看護界ではそのような論文をほとんど目にしないという意味で，さらに興味がそそられます．特に注目すべきなのは，数を数えることで「質的分析の大きな落とし穴」を避けることができるという利点です．

　「質的分析の大きな落とし穴」とは，出来事の劇的で生々しい説明を重視し過ぎること，研究者が発見したいパターンに適合しないデータを軽視すること，あるいは複雑で矛盾する説明を避けて一般論にくくってしまうことなどであり，いずれも膨大なデータを前にして困惑する質的研究者に生じがちな問題です．こうした問題を回避する1つの方法として「数値を示すこと」があるとサンデロウスキー先生は述べ，具体的に，研究における手順的または分析的な措置を報告する，サンプルに対して研究者が抱いた印象を裏づける，あるいは研究の結論の信頼性を高めるといった目的で数を使用した事例を紹介しています．

　研究対象となる出来事や経験を再現するという目的での数の使用，すなわち質的データを分析・解釈した結果を表現する際に数を使用することは，日本の研究論文にもよく見かけます．質的研究論文で数を使って結果を表現することは，研究の手順や分析の科学的厳密性を読者に伝えたり，分析結果をよりリアルに描き出したりする手段として有用であることを，私たちは意識的または無意識的に理解していると言えるでしょう．しかし一方で，数が効果的に用いられない場合は，質的研究のデータの扱い方に対する信頼を失い，結果の信憑性を低めることにつながることを，サンデロウスキー先生は指摘しています．

　サンデロウスキー先生は，数の「疑わしい使用」の例として，「言葉による計数」，「過度の計数」，「誤解を招きやすい計数」，「文脈にそぐわない計数」を挙げ，それらの問題を避けるための方策も含めて詳しく解説しています．

　「言葉による計数」とは，「少しの」，「多くの」，「共通した」，「めったにない」などという言葉で数をほのめかし，本当の数を言葉で覆い隠してしまうことです．この問題に対しては，正確な数値を用いることや，結果の最初の部分でそうした代名詞が意味する内容を提示しておくことによる対処が有効であるとしています．このことに関連して，Chang, Voils, Sandelowski,

Hasselblad, and Crandell（2009）は，質的研究論文 11 編を対象に，言葉による計数が指し示していた具体的な数を調べています．その結果，例えば some（いくつかの）と表現するときの具体的な数は，サンプルサイズが 10 の場合の下限は 2，上限は 5 でした．この数はサンプルサイズが異なると変わり，例えば 50 のサンプルサイズがあった場合は下限が 1，上限が 15 でした．この結果を受けてサンデロウスキー先生たちは，質的研究論文における言葉による計数に一定の基準をつくることを提案しています．基準があることの利点は，第 1 に，論文ごとに意味する値が異なるという曖昧さを避けることができることですが，もう 1 つ重要な点としては，ミックスド・メソッドで質的研究と量的研究の結果を統合したり，メタシンセシスやメタサマリーなどで質的研究同士の結果を統合したりする際に分析や解釈の助けになることが挙げられます．

　その他の「疑わしい使用」についてはサンデロウスキー先生の論文に記された通りですが，いずれの問題にも共通するある特徴があります．それは，研究者が質的研究の成果を科学的に，かつ質的研究の精神を損なわずに美的に表現するには，ある種のバランス感覚が重要であるという点です．サンデロウスキー先生が述べるように，「質的研究者は数よりも言葉を好み，数の一覧よりも経験の描写を好む」ことは確かでしょう．しかし，「数を超えて」いきたいという願望が，数を軽視したり，数を避けたりして，数を使わないということであってはならないということもまた，サンデロウスキー先生が指摘する通りです．質的分析を豊かにするためには，数を使用することに対して臆病でなく，しかも数えるべきときはいつなのか，数えることができるものは何なのかを慎重に決定して実行するという，「質的研究におけるサイエンスとアートの間にある必然的な緊張関係」を意識することが求められるのです．

文献

有馬明恵（2007）．内容分析の方法．ナカニシヤ出版
Chang, Y., Voils, I.C., Sandelowski, M., Hasselblad, V., & Crandell, J.（2009）. Transforming verbal counts in reports of qualitative descriptive studies into numbers. *Western Journal of Nursing Research*, 31(7), 837-852.

Key Question 3

質的研究における適切なサンプルサイズとは？

　質的研究の初学者だけでなく，経験を積んだ研究者からも「研究参加者の数は何人くらいが妥当なのか？」という質問を受けることがあります．話を聞くと，質的研究について解説した書籍には研究参加者の数は20〜30名が適切だとか，12名以上は必要だとかさまざまな記述が見られ，どれが本当なのかがわからないということでした．

　また，大学院に通う知人から，その大学院で質的研究を行なって学位を取得するためは，研究参加者の数が8名以上いなければならないという決まりがあるという話を聞いたこともあります．なぜ8名以上なのかと尋ねてみましたが，理由はよくわからないという返答でした．

　質的研究を行なう者にとって，誰（何）から，いつ，どのようなデータを得るかというサンプリング計画は，大いに関心のあるところでしょう．インタビューや参加観察など，フィールドワークを伴う質的研究の場合は特に，サンプリングは人との出会いを意味します．研究者は，ゲートキーパーから研究参加者を紹介してもらう手続きや時間，場所など，データ収集に向けて細やかな調整をしなくてはなりません．そのため，何人の研究参加者からデータを得るかというサンプリング計画は，研究者の行動を大きく左右する関心事なのです．

これほど大切な問題であるにもかかわらず，質的研究における適切なサンプルサイズの考え方について述べている文献は，ほとんど存在しません．研究参加者の人数には触れられていても，その人数がなぜ必要なのかという根拠となる考え方まで示されていなければ，読み手は容易に納得することができないのです．

　サンデロウスキー先生なら，この問題をどのように扱うでしょうか．質的研究のサンプルサイズの適切性に関する先生の話に，耳を傾けてみましょう．

Key Questionへの回答 3

質的研究における適切なサンプルサイズは，ケース志向の質的分析を可能にし，かつ経験をその本質まで理解する結果をもたらすのに必要かつ十分な大きさです

質的研究におけるサンプルサイズ[3]

質的研究のサンプリングについてよくある誤解の1つに，サンプリング方略の妥当性の確保に数は重要でないというものがある．質的研究で用いられるさまざまな種類の合目的的サンプリング（purposeful sampling）の「論理と検出力」(Patton, 1990, p. 169) は，主としてサンプリング単位ごとに得られた情報の質にあって，サンプリングの数それ自体ではない．さらに言えば，質的研究におけるサンプリングの美的な特徴は「スモール・イズ・ビューティフル」である．とはいえ，サンプルサイズが適当でないと，研究結果の信頼性を損なうことがある．質的研究では，サンプリングの単位に必要最低限の数や種類をあらかじめ決定する算定法や検出力分析はない．しかし，サンプリングの目的，用いられる合目的的サンプリングや研究方法のタイプを含めて，十分なデータを収集したと判断するために役に立つと考える要因は存在する．本稿では，そういった要因について考えてみる．

■ 大きい・小さいではなく，大きすぎるか小さすぎるか ■

質的研究における適切なサンプルサイズは相対的なものである．つまり，あるサンプルが大きいか小さいかではなく，サンプリングの意図した目的や質的結果に対して大きすぎるか，小さすぎるかという判断の問題である．例えば，サンプルサイズが10の場合，この数はある種の均質なケースのサンプリングや決定的に重要なケースのサンプリング（homogeneous or critical case sampling）では適切だと判断されよう．しかし，このサンプル数では，複雑な現象について最大の変化量を明らかにしたり理論を構築したりするには小さすぎ，逆に，ある種のナラティブ分析では大きすぎると判断されることもあろう．

報告されたサンプルサイズが小さすぎて，情報の冗長性（Lincoln & Guba,

---

[3] Sandelowski, M. (1995). Sample size in qualitative research. *Research in Nursing & Health*, 18, 179–183. (© 1995 John Wiley & Sons, Inc.)

1985）や理論的飽和（Strauss & Corbin, 1990）を達成したという主張が支持できないことがよくある．研究者がサンプリングを途中で止めてしまう原因は，焦りや苛立ち，結果が何となくわかってしまうこと，サンプリングを続けることに意味を感じないことなどである．新たにサンプリングされたユニットから何も新しいものが見出せなかったり，理論的カテゴリーが飽和したことで十分だと感じることがある．それは，収集されたデータやそこから見出されるものを認め，それが意図した結果を出すために十分であるかどうかを判断する機能なのである．こういった機能は経験を通して習得される．例えば，私自身の経験や私が指導した学生を通して気づいたのは，たいていの場合，駆け出しの質的研究者のほうが，経験ある研究者に比べ，より多くのサンプリング単位を「見たり」，「つくったり」することが必要なようだ．ある経験豊富な質的研究者がそれとなく言っていたが（P. Stern との個人的なやりとり, 1989），多くの場合，最初のデータ収集で研究に必要なすべてのデータがそろうのだが，そのことに気がつくのは，さらにデータ収集を重ねていった後のことである．結局のところ，情報は冗長だと見なされるか，理論的ラインは飽和したと見なされる――とりあえずのところであるが（Morse, 1989）．

　これとは逆に，サンプルサイズが大きすぎて，データの詳細な分析が完了したと主張できないこともある．特に，ある種のナラティブ研究や観察的研究に求められるミクロ分析がそうである．データ間の規則性の説明を目指した質的研究でさえ，個々のデータが示す個別性，特異性を見定めていくことが，未だに重要視されている．質的研究には大きなサイズとみなされるサンプル数（50 を超える）を扱うものもあるが，一般的に質的分析は多様性を考慮しながら「個」の理解を最大限まで深めていく．それは，ケース志向であって変数志向ではない（Ragin & Becker, 1989）．したがって，このような質的研究の特徴であるケース志向を妨げるサンプルサイズは，いかなるものでも大きすぎると判断されるのである．

■ 合目的的サンプリングにおける問題 ■

　質的研究アプローチと量的研究アプローチの主な違いの1つは，量的アプローチでは通常は確率的サンプリングを用いるが，質的アプローチにおいては主に合目的的サンプリングが用いられるという点である（Kuzel, 1992;

Morse, 1986, 1989; Patton, 1990). Patton (1990) は，14の異なるタイプの合目的的サンプリングを示したが，それは，典型的なケース，典型的でないケース，あるいは何らかの形で，模範的な「情報に富んだケース」を徹底して研究するために選ばれたものであった（p.169）．質的研究であれ，量的研究であれ，研究者は研究の目的に理想的でないとわかっているサンプリング手段を用いなければならないことがよくある．その場合，質的研究者は情報に富んだケースによって可能となる深い理解に価値を置き，一方，量的研究者は無作為で統計的に代表するサンプルによって可能となるより大きな母集団の一般化に価値を置いている．1つのサンプルでは，結果の一般化を母集団全体に認めるには十分でないが，個性記述的な一般化（idiographic generalization），全体記述的な一般化（holographic generalization），自然主義的な一般化（naturalistic generalization），分析的な一般化（analytic generalization）などとさまざまに呼ばれる（Firestone, 1993; Lincoln & Guba, 1985; Ragin & Becker, 1992; Simons, 1980; Stake & Trumbull, 1982）ケースから導き出され，そしてケースについてなされる有益な一般化は十分可能である．

　通常，質的研究で合目的的サンプリングの対象となるのは，出来事，事例，経験であって，人そのものではない（Miles & Huberman, 1994; Strauss & Corbin, 1990）．ある特定の現象についての情報が得られる場合には，場所（sites），人工物（artifacts），記録（documents），そして，すでに収集されたデータに加えて，人がサンプリングの対象となる．質的研究のサンプルサイズに関しては，研究参加者の数だけでなく，実施されたインタビューや観察の回数，あるいはサンプリングの対象とされた出来事の数を言う場合もある．人は，健康科学において，すべての研究アプローチの中心にあることは確かである．しかし，質的研究で，人が関係してくるのは，何にもまして，ある出来事（例えば，病い，妊娠，人生の転換期）について直接，かつ個別の知識があり，それを他人に伝える能力と意思があるからであり，年齢，人種，性別といった人口統計学上の特性は二次的なものに過ぎない．

人か目的か

　質的研究者が，年齢，性別，あるいは人種について，人をサンプリングの対象とすることもある．それは，分析を進めていく上で有益な情報源だと見な

しているからであって，同じような年齢，性別，人種の他の人々に当てはめて，一般化しようと考えているからではない．すなわち，性別のような人口統計学上の変数は分析的変数となる．ある研究のために人が性別で選ばれるのは，その性別のゆえに，信頼できる情報が与えられる可能性があるからだ．したがって研究参加者の数は，男性であれ女性であれ，そういった情報を得るために必要な数だけでよい．女性と男性を同数にしたり，男女のサンプル数の比率を母集団に現れる比率に合わせる必要はない．

　質的研究において情報の妥当性とサイズの妥当性の両方を達成するには，人口統計学的特性に基づくサンプリングは少々問題がある．今日の学術研究においては，ジェンダー，人種・民族，階級のバイアスをなくそうという強い動き（そして，公的機関からの命令も）があり，その方法として，サンプルとしては圧倒的に少ないマイノリティーや伝統的に社会的に無力であった集団のメンバーを研究に含めたり，家族研究における男性や心臓疾患研究における女性のように，特定の研究領域では極端にサンプルの少ない人々を研究に含めることがある．

　Trost（1986）は，研究者が，代表性のある対象選択を達成するために人口統計学的特性が異なる人を選択することができる1つの「統計的にみて代表しない階層別の」サンプリング方略を示した．つまり，そのサンプルは統計的に母集団を代表するものではないが，似た特性をもつ他の人々の代表となりうる人からデータを得ることができるという点で，そのサンプルは情報的に母集団を代表する．ティーンエイジャーを抱える家族の研究で，Trostは5セットの二項対立型変数を設定し（片親の家族/両親のいる家族，一人っ子の家族/子どもが2人以上の家族，アパートに住む家族/戸建に住む家族，高所得の家族/低所得の家族，女性のティーンエイジャーと同居する家族/男性のティーンエイジャーと同居する家族），それを組み合わせて32組の家族をサンプリングの対象とした．同じようなサンプリング計画により，男性と女性，そして，社会階層，人種，文化的背景，宗教，その他の側面の異なる人々を問題なく含めることができる．

　この種のサンプリングは，確率的サンプリングの考え方を部分的に取り入れることで，研究対象として圧倒的に少ない集団，それゆえに，誤って伝えられることの多い集団について新たな，賞賛に値する，そして必要な道徳意識を

もたらすものであるが，合目的的サンプリングの考え方にはまったく反するかもしれない．厳密に言えば，人種，階級，ジェンダー，あるいはそういった背景や人に関連した特徴の変化に応じたサンプリングが質的研究においては実施されなければならないのは，それが分析的に重要だと考えられる場合や，そういった変化に応じたサンプリングの失敗が，結果の理解を妨げるか無効にするような場合である（Cannon, Higginbotham, & Leung, 1988）．

　サンプルに，異なる人口統計学的集団から一定数の人，もしくは，一定の割合の人を含むことをあらかじめ決めておくことは，これまで除外されてきたマイノリティーの人々を研究に含めることという公的機関などの命令に合致するだろう．しかし，同時にまた，そのことは結果として分析的にはほとんど意味のない，もしくは分析の目的から逸れる差異を伴うサンプルとなってしまうかもしれない（Morse, 1989）．より重要なのは，そのようなサンプルは，ジェンダーや人種などの要因の分析的な重要性を適切に検討するには小さすぎるか，あるいは，逆に，質的研究が要求する深い分析には大きすぎるということである．

　このジレンマを解決する１つの方法は，ある現象が１つのグループの中で一度に（同時に，もしくは連続して）調査されるように研究をデザインすることである．そのような研究のデザインには，１つ以上の合目的的サンプリングの方略が含まれるであろう．例えば，均質で可能な限り多様なサンプルを選ぶ方法のように，ターゲットとなる現象での差異が求められる一方で，人に関連する均質性が維持される方略である．このような一連の研究が終了したのち，研究成果のより大きな統合が可能となり，研究者はジェンダーのような変数が，ある現象を理解する上で重要であるかどうか，どの程度重要なのかという問題に，より適切な形で取り組むことができるようになる．

■ 異なる種類の合目的的サンプリングにおけるサンプルサイズ ■

　合目的的サンプリングの種類が異なれば，それに応じて，異なる最小のサンプルサイズが求められる．例えば，逸脱したケースのサンプリング（deviant case sampling）では，その意図するものはある現象について，きわめてまれな，もしくは非典型的な現われを理解することであり，１つのケースで十分であろう．しかし，１つのサンプルでも，ケース内のサンプリングが要求さ

れる（Miles & Huberman, 1994）．研究者は，ケースが非典型的であることを説明するために，そのケースに関してどういった種類のデータをサンプリングすべきかを決定しなければならない．これは，家族，コミュニティ，組織のような，個の集合体を含むケースにおいては，とりわけ明らかである．個人に焦点を当てる場合でさえ，研究者は，その人から得られる，その人についての豊富なデータからサンプリングしなくてはならない．要するに，いかなるケースであれ，そこにはさまざまなデータがあり，主張の正しさを証明するために十分な量のデータがサンプリングされなければならない．

多様性が最大になるサンプリング（maximum variation sampling）は質的看護研究では最も頻繁に用いられる合目的的サンプリングの1つであり，一般にどの合目的的サンプリング方略の中でも，最も大きな（差異をもつ）最小サンプルサイズを必要とする．どのようなサンプリングにもあるように，質的研究に可変性が多くあるほど，研究者は情報の冗長性や理論的飽和に到達するために，より多くのサンプリング単位を必要とするであろう．このサンプリング手法を求める研究者は，どの差異を最大にしたいのか，それぞれの差異をいつ最大にすべきなのかを決めなくてはならない．こういった差異のうちの1つが「人口統計学上の」差異（demographic variation）であり，その差異は人に関連した特性について求められる．

次の種類の差異は「現象の」差異（phenomenal variation），すなわち，研究中のターゲットとなる現象についての差異である．例えば，胎児に障害があると診断されたカップルの研究でターゲットとなる現象は，診断の内容と方法である．診断は，そのタイプや時間といった側面で変化する．人口統計学上の差異を求める決定と同じく，現象の差異を求める決定は，さまざまな要因がどのようにして全体を構成するのかを理解するのに重要と思える変数の代表的な範囲を確定するために，あらかじめなされることが多い．このサンプリング手法は，選択的サンプリング（selective sampling）とも基準サンプリング（criterion sampling）とも呼ばれ，データの収集が終わった後での分析的な観点よりは「合理的な」根拠に基づいて，研究に向けてのサンプリングの決定がなされる（Glaser, 1978, p.37; Schatzman & Strauss, 1973）．

もう1つの差異は「理論的」差異（theoretical variation）であり，それは，理論的サンプリング，つまり，グラウンデッド・セオリー研究に特有の分析的

な根拠によるサンプリングに関連する理論的構成概念に基づいた差異である．理論的サンプリング方略は，データ内で識別された理論的に導き出される差異を十分に詳述し検証するために用いられる．現象の差異を求める最初のサンプリングによって，これらの理論的差異が特定される．グラウンデッド・セオリーを用いた研究は，通常は，現象の差異を目指した選択的サンプリング，もしくは基準サンプリングの方略から始まり，続いて理論的サンプリングへと進む（Sandelowski, Holditch-Davis, & Harris, 1992）．

　研究者は，差異のカテゴリーのうち，どれを最大にし，どれを最小にするかを決めることで，情報の冗長性や理論的飽和を達成するために必要なサンプリング単位の数をコントロールする．この決定は，ある特定の研究の目的と，そのために選ばれた方法にサンプリング方略を合わせ，研究を行なうために利用できる資源（研究者数や研究助成も含む）を評価することに関わってくる．例えば，人口統計学的な均質性や，選択された現象の差異を求めるための合目的的サンプリングは，1人の研究者が限られた研究資源で作業を行なっていても，1つの研究プロジェクトの中で要求される最小のサンプリング単位の数を減らすことができ，さらに，分析的，臨床的に信頼のおける重要な結果を生み出すことのできる1つの方法なのである．

■ 異なる質的手法のサンプルサイズ ■

　合目的的サンプリングの方略が異なれば，最小のサンプルサイズも異なってくるように，異なる質的手法には，それぞれ異なる最小のサンプルサイズが要求される．Morse（1994）が推奨するところによれば，経験の本質を見きわめようとする現象学的研究には6人程度の参加者が望ましく，エスノグラフィーやグラウンデッド・セオリーを用いる研究には約30〜50のインタビューと観察の両方，もしくはそのどちらか，そして，質的な動物行動学的研究には100〜200ユニットの観察が望ましい．

　研究の方法にサンプルサイズをマッチングさせる際に考慮すべきその他の点として，方法内の多様性（within-method diversity）と方法の多用（multiple uses of a method：1つの方法を多様に用いること）がある．方法内の多様性と，1つの方法の特定使用が，どのようにしてサンプルサイズの要件を変えることができるかについて，現象学ではうまい説明がなされている．現象学的な

ケーススタディでは，研究者が特に紹介する意味があると考える経験について何かを示すには，1つのケースで十分であろう（例えば，Wertz, 1983）．しかしながら，研究者の意図が，ある経験について不変の，つまり本質的な特徴を記述することなら，1つのケースでは十分ではないであろう．例えばVan Kaam（1959）が説明したように，現象学的研究では，ターゲットとなる経験を構成する必要かつ十分な要素を見出すには，その経験について10〜50の記述が必要となろう．現象学的手法が，例えば尺度のための項目をつくり出すような1つの現象学的成果を出す目的以外で用いられる場合には，1つの経験について少なくとも25程度の記述が必要となろう．

■ 質的研究と量的研究の混合研究におけるサンプルサイズ ■

　質的アプローチと量的アプローチの混合研究（studies combining qualitative and quantitative approaches）では，十分なサンプルサイズの決定について他にも考慮すべき点がある．確かに，いわゆるトライアンギュレーションのような方法論を用いる研究では，研究者は多くのジレンマを抱えることがあるが（この点は，本稿で扱う範囲を超えている），その解決法は，質的研究，および量的研究の理念と実践の両立についての研究者のスタンスによって決まってくる．

　サンプリングに関して，確率的サンプリングと合目的的サンプリングの考え方は，たいていのケースにおいてほぼ間違いなく相容れないため，量的研究と質的研究の両方の目的にあった同一の研究対象を用いることを妨げてしまう（Morse, 1991）．統計的に代表させる目的で選ばれた研究対象は，その研究の情報的ニーズを満たさないこともあり，その一方で，情報を得る目的のために選ばれた研究参加者は，統計的な意味での代表に相応しい条件を満たさない．したがって，混合研究では，その研究が主として量的研究，質的研究のどちらに重きを置こうとも，あるいは完全性か立証性のどちらを目標にデザインされていようとも（Breitmayer, Ayres, & Knafl, 1993），いずれにしても，確率的サンプリングと合目的的サンプリングの2つの考え方にしたがって，同時に，もしくは連続して得られた2種類のサンプルが必要となろう．

　しかし，確率的サンプリングによって選ばれた人の中には，混合研究の質的部分のために選ばれるほうが目的にかなうと正当化されるような，自分の考

えをはっきりと述べることのできる情報提供者がいるかもしれない．合目的的なサンプルは，すでにサンプリングされた研究参加者から得られるデータが情報的に不十分だと見なされる場合に限り，拡大されなければならない．同じく，標準化された尺度から得られる追加情報が，意図的に抽出されたサンプルについて望まれる研究では，追加のサンプリングは必要ないであろう．ここで注意すべきことは，研究者は，こういった尺度から得たデータを，統計的推論を引き出すよりも，より完全な説明記述のために用いるべきということだ．

■ 結論 ■

　質的研究における適切なサンプルサイズの決定は，結局のところ，収集した情報の質，使用する研究方法とサンプリング方略，そして，意図される研究成果の3点を評価する際の判断と経験の問題となる．数は，1つのサンプルが特定の質的企てを支持するのに十分であることを確かなものとすることに重要な役割を担っている．まずは，次の原則に従っていればよいであろう．質的研究における適切なサンプルサイズとは，大きすぎることなく，すべての質的研究の顕著な特質である深い，ケース志向の分析を可能にするものであり，同時にまた，小さすぎることなく，経験を新たに，その本質まで理解する結果をもたらすようなサイズである．

文献

Breitmayer, B.J., Ayres, L., & Knafl, K.A. (1993). Triangulation in qualitative research: Evaluation of completeness and confirmation purposes. *Image*: *Journal of Nursing Scholarship*, 25, 237-243.
Cannon, L.W., Higginbotham, E., & Leung, M.L. (1988). Race and class bias in qualitative research on women. *Gender & Society*, 2, 449-462.
Firestone, W.A. (1993). Alternative arguments for generalizing from data as applied to qualitative research. *Educational Researcher*, 22, 16-23.
Glaser, B.G. (1978). *Theoretical sensitivity*: *Advances in the methodology of grounded theory*. Mill Valley, CA: Sociology Press.
Kuzel, A.J. (1992). Sampling in qualitative inquiry. In B.F. Crabtree & W.L. Miller (Eds.), *Doing qualitative research* (pp. 31-44). Newbury Park, CA: Sage.
Lincoln, Y.S., & Guba, E.G. (1985). *Naturalistic inquiry*. Beverly Hills, CA: Sage.
Miles, M.B., & Huberman, A.M. (1994). *Qualitative data analysis*: *An expanded sourcebook* (2 nd ed). Thousand Oaks, CA: Sage.
Morse, J.M. (1986). Quantitative and qualitative research: Issues in sampling. In P.L. Chinn (Ed.), *Nursing research methodology*: *Issues and implementation* (pp. 181-193). Rockville, MD: Aspen.

Morse, J.M. (1989). Strategies for sampling. In J.M. Morse (Ed.), *Qualitative nursing research: A contemporary dialogue* (pp. 117-131). Rockville, MD: Aspen.

Morse, J. (1991). Approaches to qualitative-quantitative methodological triangulation. *Nursing Research,* 40, 120-123.

Morse, J.M. (1994). Designing funded qualitative research. In N.K. Denzin & Y.S. Lincoln (Eds.), *Handbook of qualitative research* (pp. 220-235). Thousand Oaks, CA: Sage.

Patton, M.Q. (1990). *Qualitative evaluation and research methods* (2 nd ed). Newbury Park, CA: Sage.

Ragin, C.C., & Becker, H.S. (1989). How the microcomputer is changing our analytic habits. In G. Blank, J.L. McCartney, & E. Brent (Eds.), *New technology in society: Practical applications in research and work* (pp. 47-55). New Brunswick, NJ: Transaction.

Ragin, C.C., & Becker, H.S. (1992). *What is a case? Exploring the foundations of social inquiry.* Cambridge: Cambridge University Press.

Sandelowski, M., Holditch-Davis, D., & Harris, B.G. (1992). Using qualitative and quantitative methods: The transition to parenthood of infertile couples. In J.F. Gilgun, K. Daly, & G. Handel (Eds.), *Qualitative methods in family research* (pp. 301-322). Newbury Park, CA: Sage.

Schatzman, L., & Strauss, A. (1973). *Field research: Strategies for a natural sociology.* Englewood Cliffs, NJ: Prentice-Hall.

Simons, H. (Ed.). (1980). *Towards a science of the singular: Essays about case study in educational research and evaluation.* Norwich: University of East Anglia, Center for Applied Research in Education.

Stake, R.E., & Trumbull, D.J. (1982). Naturalistic generalizations. *Review Journal of Philosophy and Social Science,* 7, 1-12.

Strauss, A., & Corbin, J. (1990). *Basics of qualitative research: Grounded theory procedures and techniques.* Newbury Park, CA: Sage.

Trost, J.E. (1986). Statistically nonrepresentative stratified sampling: A sampling technique for qualitative studies. *Qualitative Sociology,* 9, 54-57.

Van Kaam, A.L. (1959). Phenomenal analysis: Exemplified by a study of the experience of "really feeling understood." *Journal of Individual Psychology,* 15, 66-72.

Wertz, F.J. (1983). From everyday to psychological description: Analyzing the moments of a qualitative data analysis. *Journal of Phenomenological Psychology,* 14, 197-241.

論文の解説

「質的研究における適切なサンプルサイズは相対的なものである」とサンデロウスキー先生は断言します．つまり，あるサンプルが大きいか小さいかの問題ではなく，サンプリングの意図した目的や研究結果に対してサンプルが大きすぎるか小さすぎるかという判断の問題だというのです．これは，すっきりとしたわかりやすい答えを欲しがる人には多少不満が残る返答かもしれません．しかし，ここには質的研究の本質を理解する上で重要な考え方が反映されていることに，私たちは大いに注目する必要があります．

質的研究の推進力はケース志向です．すなわち，研究者の関心が変数にではなくケース（研究参加者，事例，出来事など）に向いていること，そして「多様性を考慮しながら『個』の理解を最大限まで深めていく」ところに，質的研究の特徴があります．これは，研究者の関心が，ケースではなく変数に向かう量的研究とは際立って対照的です．研究を通して到達しようとする理解の主眼が，量的研究では変数や変数間の関係にあるのに対し，質的研究ではケース固有の性質にある点に，両者の大きな違いがあるのです．

ケース志向であって変数志向ではないという質的研究の特徴は，サンプリングの考え方に強く影響しています．質的研究のアプローチでは「情報に富んだケースによって可能となる深い理解に価値を置く」ため，豊かな情報をもつケースを徹底して収集する「合目的的サンプリング」が用いられます．質的研究では，量的研究のように，無作為に割り当てられた統計的に代表するサンプルによって結果を導き出し，より大きな母集団の一般化に役立てることは目指しません．そうではなく，ケースから導き出される個別の理解を徹底させる方向性での一般化（個性記述的な一般化，全体記述的な一般化，自然主義的な一般化，分析的な一般化など）を目指しているのです．

したがって，質的研究におけるサンプリングの特徴を一言で表現するなら「スモール・イズ・ビューティフル」，つまり小さいことは素晴らしいということになります．しかし，サンプルサイズが小さすぎて十分なデータが得ら

れず，信頼性のある結果が得られないのであれば，そのサンプリングは成功したとは言えません．最少にして最大の情報の質が得られる大きさが，最も適切なサンプルサイズだと言えるのです．

　このように，質的研究の適切なサンプルサイズについて説明しようとすると，抽象的で感覚的な表現にならざるを得ません．そこで，サンデロウスキー先生は，質的研究者がどのようなデータを収集したいか，あるいはどのように分析を深めたいかによって，適切と考えられるサンプルサイズがどのように異なってくるかを具体的に説明して，私たちの理解を助けてくれています．

　どのようなデータを収集したいかによって，すなわち合目的的サンプリング方略の違いによって，適切なサンプルサイズは異なってきます．例えば，「逸脱したケース（ある現象についてきわめてまれな，非典型的な現れの理解を助けるケース）を選ぶサンプリング手法」では1つのケースで十分ですが，「多様性が最大になるサンプリング手法」ではより多くのケースを必要とするでしょう．後者のサンプリング手法を用いるにあたり，研究者は，最大にしたい差異が「人口統計学上の差異」なのか，「現象の差異」なのか，あるいは「理論的差異」なのかを決める必要があることを，サンデロウスキー先生は指摘しています．

　また，どのように分析を深めたいのかによって，すなわち研究手法の違いによっても，適切なサンプルサイズは異なります．サンデロウスキー先生は，経験の本質を見きわめようとする現象学的研究や，現象の反復性や多様性を見定めようとするエスノグラフィー，理論の立証性や完全性に重きを置くグラウンデッド・セオリーなどの例を挙げて，適切なサンプルサイズの目安を示しています．

　この論文の中で見落としてはならない重要な指摘は他にもあります．その1つは，質的研究におけるサンプリングの対象となるのは「出来事，事例，経験であって，人そのものではない」という指摘です．たしかに，一般的に質的研究の目的は，特定の人物を理解することというよりも，何らかの出来事や事例，経験を理解することにあります．したがって，抽出するべきサンプリング単位は「出来事，事例，経験であって，人そのものではない」はず

なのです．人をサンプリングの対象とすることもありますが，それは，「分析を進めていく上で有益な情報源だとみなしているから」です．ある研究のために人が選ばれるのは，その人が何らかの理由で，明らかにしたい出来事，事例，経験について「信頼できる情報」を与える可能性があるとみなされているからでしょう．したがって，質的研究におけるサンプルサイズを考えるときにも，研究参加者の数だけでなく，「信頼できる情報」を保証する「インタビューや観察の回数，あるいはサンプリングの対象とされた出来事の数」を検討することが大切なのです．質的研究におけるサンプリングと言えば，研究参加者の数や選定条件ばかり思い浮かべがちですが，実はそれらの人々から収集する情報の質や量の適切性こそが問われているのです．

　以上のことから明白なことは，質的研究における適切なサンプルサイズを考えることは，何らかの算定法に則ったり基準に当てはめたりするような機械的な作業ではないということです．質的研究におけるサンプルサイズの検討は，「収集されたデータやそこから見出されるものを認め，それが意図した結果を出すために十分であるかどうかを判断する機能」であり，それは「経験を通して習得される」ものでもあります．より多くの経験を重ね，サンプルサイズの適切性を判断して適切なサンプリング方略を検討できる能力を培うことが，質的研究者には求められているのでしょう．

Key Question 4

結局のところ，質的研究は一般化を目指せないの？

　病院内や学校での研究発表会，学会，あるいは何気ない会話の中で，「質的研究って文学とどう違うの？」，「その結果には科学的な客観性があるんですか？」などといった質問を投げかけられ，戸惑った経験をおもちの方は少なくないと思います．質的研究の入門書に書かれている内容に忠実に従って，研究参加者の主観的世界に注目して丁寧にデータを収集し，分析や解釈を行なったのに，結局のところ「フィクションみたい」，「客観性がなくエセ科学的」といった厳しい評価を受ける．これではがんばった甲斐がなく，今後は質的研究に打ち込むことはできなくなってしまうかもしれません．

　質的研究を厳しく評価する人々が注目していること，それは質的研究の一般化可能性です．一般化とは，論理学の言葉で，さまざまな事物に共通する性質を大まかにくくり，1つの概念にまとめ上げることです．研究で得られた結果が，たまたまその研究でサンプルとなったケースだけに当てはまるのではなく，もっと多くのケースにも当てはまる結果であること．研究が科学的な営みである以上，そのような一般化が可能な結果であることが求められるのだ．厳しい評価者はそう指摘しているのです．たしかに，もし研究で得られた結果が，そのケースだけに見られた特別なものであり，他のケースには応用できな

いとしたら，その結果を他人に伝えても，その伝達はほとんど意味をもちません．

　そのような疑いの目が，質的研究に向けられる理由はどこにあるのでしょうか？　考えられる理由はこうです．

　第1に，概して質的研究のサンプルサイズは量的研究のサンプルサイズに比べると極端に小さいことが挙げられます．量的研究では，研究結果の統計的解釈に妥当性をもたらすにはどのぐらいのサンプルサイズが必要かを厳密に検討し，それに則った標本を抽出します．評価項目が多ければ多いほど，分析手法が複雑であれば複雑なほど，サンプルサイズは多くなり，標準的な質問紙調査では少なくとも50ケース以上を必要とします．これに対して質的研究では，50ケースの分析をしたとなるとかなり大がかりな研究と言え，多くは10名前後であり，5名以下という研究も珍しくありません．そのため，質的研究で得られた結果には個別性が大きく反映されてしまい，たとえその研究でサンプルとなったすべてのケースに当てはまる結果だったとしても，より多くの人々に共通する結果だと述べるのは難しいのではないか．そういう論理です．

　第2に，質的研究で得られる結果には研究者の主観が大きく入り込んでおり，別の研究者が行なえばまた違った結果が生まれる，という考え方です．研究者によって結果が異なってしまうという状況は，例えば量るたびに異なる数値の出る体重計で体重を量るようなものであり，得られた結果を信頼することはできません．

　では本当に，質的研究では一般化できる結果が得られないのでしょうか？　サンデロウスキー先生に聞いてみましょう．

**Key Question への
回答 4**

質的研究は一般化を目指せます．ケース志向の質的研究には一般化のエッセンスがつまっているのです

「1」は最も生き生きとした数
――質的研究のケース志向性[4]

　社会科学，および社会実践の学問領域で質的方法の人気が高まり，また，質的データの分析にコンピュータを用いたテキスト管理システムの使用が増えてきている．これに伴って，質的研究のケース志向性や，この志向性がもたらす一般化から次第に離れようとする傾向がある．このように質的研究の本質から離れていくことは，一部には，質的データの分析が時として薄く表面的なものとなる原因となっている．薄い分析とは，データの多様性を考慮せずに，その最小公倍数的なものに集約していくことである．またこのような分析は，質的研究の結果が一般化できないという根拠のない主張を蔓延させることの原因にもなっている．

　質的データを分析する研究者が，核となる変数，繰り返し見られるテーマ，そして転移可能な概念を求めるのに躍起になるあまり，ケースのもつユニークな，他のケースには見ることのできない特徴を見逃していることがあまりにも多い．そういったケース固有の特徴こそが，ケースに統合性を与え，ケースを研究に値するものとしている（Davis, 1991）．そして，そういった（変数志向の）研究者は「$n = 1$，つまり，1人の経験が示す生の教え」（Eisner, 1991, p.197）を学ぶ機会も逃しているのである．

　本稿では，質的研究のケース志向について述べ，変数志向の研究や研究方略としてのケーススタディとは区別する．また，ケースからの一般化，そしてケースについての一般化についても，確率的サンプリングによる標本データからの一般化と対比する形で考察する．ただしここでは，ケーススタディ研究の目的や種類，またケーススタディ研究をどのようにデザインして実施するかについては（例えば，Yin, 1994）扱わない．

---

[4] Sandelowski, M. (1996). One is the liveliest number: The case orientation of qualitative research. *Research in Nursing & Health,* 19, 525-529. (© 1996 John Wiley & Sons, Inc.)

■ ケーススタディ ■

　近年，研究方略としてのケーススタディに新たな興味と関心が集まっている．この関心の背景には，1つには，社会科学，および社会実践の学問領域において，個別ケースの研究の価値が（再）発見され，またこの手法と，臨床実践の決疑法や，私たちの毎日の経験とが認識論的に一致することが（再）発見されてきたことがある（Hunter 1989; Stake & Trumbull, 1982）．概して，知るということは，臨床関係者だけでなく，まさにすべての人にとって，「個々のケースを」直接知る，あるいは自分が体験しているかのように感じながら知る（McWhinney, 1989）ことなのだ．ケーススタディは，今ではかつて考えられていたよりもいくらかは適切なものと考えられ，また，知識を生み出し，その知識の正確さ，関係性，有用性を検証するために発見を促すような方法（Eisenhardt, 1989; Fielding, 1994; Meier & Pugh, 1986; Runyan, 1982）だと見なされている．未だに，研究法の教科書では，実験的手法に比べて科学的には劣るものとされているが，ケーススタディは「1つのもの」の理解を最大限に活用し，「個の科学」(Simons, 1980)を生み出していく最も効果的な方法として再び脚光を浴び始めている．

　ケーススタディは質的研究法と結びつけられることが多いが，この手法は必ずしも1つの研究法だけに限定されて用いられるものではない．ケーススタディは，質的手法と量的手法のいずれか，あるいはその両方を含む研究方略である．しかしこの手法は，常に「1つのもの」の理解へと向いている．その「1つのもの」とは，1人の人間のように単一のものの場合もあれば，家族，組織，文化的集団，出来事といった集合的な，つまり空間と時間によって決定づけられるものを指す場合もある．それゆえに，研究者がケーススタディを選択する場合，それは方法論的な選択をしているのではなく，むしろ研究の対象の選択，すなわちケースの選択をしているのである（Stake, 1994, p.236）．この対象は，例えば，「Jane Smithという人の研究」のような経験的に「現実のもの」かもしれないし，あるいは，否認の研究のようにケースとして構成されているかもしれない．結局のところ，「Jane Smithのケーススタディ」は，否認のケーススタディと同じように組み立てることができよう（Ragin, 1992, p.9）．「ケーススタディ」という用語は，研究のプロセス（ケースを研究する，ケーススタ

ディを計画し実行する）と，その最終的な成果（ケーススタディ，ケースレポート）の両方を指す．

■ ケーススタディ vs. ケース志向 vs. 変数志向 ■

ケーススタディという研究方略は，本来的には質的でもなく，量的でもないが，認識論的に見て質的研究の最も重要な点はケース志向であるということだ．つまり，その方法論やサンプルサイズにかかわらず，質的研究の真髄は，経験的に現実のものであれ構成されたものであれ，関連するすべてのコンテキスト全体の中での個の理解を目指すことにある．つまり質的研究者は，全体の中で個を理解しようとするのだ．

ケース志向の研究アプローチは，変数志向のアプローチとは際立って対照的である（Ragin & Becker, 1989）．変数志向のアプローチで研究者が選択的に注目するものは，複数のケースから「分けられた」(p.49) 変数であり，類似の観察結果の間にある差異の説明に用いるこれらの変数間の相互関係である．ケース志向のアプローチでは，研究者はケースを1つの全体として注目しながら，その本質を理解しようと努める．この場合，ケースの特徴は，ばらばらの変数ではなく，1つの「まとまり」(p.49) として扱われる．例えば，妊婦を対象に，彼女たちが胎児の障害を知った後，どのような経験をしたかの研究を行なったとしよう．そのインタビューデータの分析に変数志向のアプローチを用いると，研究者はおそらく，分析のために研究に参加したすべての女性にわたって，診断の時と方法，信仰，中絶の是非の決断といった変数を選び出し，その変数が互いに影響したかどうか，そしてどのように影響したかを解明するだろう．

同じデータを扱っても，ケース志向のアプローチは異なる．研究者はそれぞれの女性から集められたデータにあたって，どのような変数（例えば，上に挙げた変数やその他の変数）であれ，相互にどのような関係（例えば，前提条件，介在状況，結果）であっても，そしてどのような文脈（例えば，時間的，個人史的，文化的）においても，その女性の個別の経験が実際にそうであった，つまり彼女の経験の中に，胎児の障害を出産前に発見したことの結果の1つのケースとすることに顕著であったと思われる変数の集合を見出すであろう．変数志向のアプローチを用いる研究者は，どのケースに対しても鍵となる

変数のみに焦点を狭めていくが，それとは対照的に，ケース志向のアプローチを用いる研究者は，常に個々のケースにおいてより多くの点に注目する．ケース志向のアプローチが特に役に立つのは，一連の同じ要素が同じように変化しつつも，異なるケースにおいてはどのように異なった形で影響し合い，そして異なった結果を出すのか，つまり異なるケースにおいて異なる一連の異なるさまざまな要素が，これらのケースで共通の結果を出すのにどのように相互に作用し合っているかを示す場合である．

質的研究においてケース志向のアプローチが評価されていることは，研究者が何かについてのケースを探し，まだ知られていないその他の何かのためのケースをつくるという点で，サンプリングやデータ収集に何らかの影響をもっている．しかし，その評価は，質的データ分析，そしてその分析から「現われた結果」(すなわち，組み立てられた解釈)に特別な関わりがある．分析に用いられる手法の種類に関係なく，質的分析には何よりもまず，個々のケースを理解することが求められる．それは，個々のケースがそれぞれどのようにつくられたのかに焦点を当てることであり，そして伝統的な科学的探究では変数の限定，結合，操作がより強く主張されるからといって，この目的からそれてはならないということでもある．それぞれのケースに注意して目を通していく，つまり個々のサンプリング単位から収集されたデータの意味を理解していくことが，質的研究の基礎である．この基盤の上に立って，研究者は，ケース間の比較へと移り，さらに，分類を行ない，仮説や理論を立てて検証し，現象学的研究やエスノグラフィックな研究，もしくは個々のケースから生じ，そこから逸脱していないデータの集約，統合，解釈などを行なう．

分析の各単位は，最初の段階では，それ自体が本質的に研究に値するものとして扱われる．それは，何か他のものを理解する手段としての方法的価値を詳しく調べる前は，どの単位も研究目的にふさわしいものだからである．事実，Stake (1994, p.242) によれば，「認識論的機能としての(ケース間)比較」は，個別ケースについての学びと，個別ケースからの学びに匹敵する．さらに，比較的な説明はしばしば，Geertz が言う「厚い記述 (thick description)」(1973, p.3) に対立している(その妨げとなることすらある)．Stake が主張するように，「ケーススタディの本当の課題は特殊化であって，一般化ではない」(1995, p.8) のである(ただし，後で述べるように，個々のものから引き出さ

れた一般化や，個々のものについての一般化は除く）．

　いかなる種類の質的データ分析でも，それにふさわしい最初のアプローチは，ケース間の共通性と相違性を探す前に，経験的に定義されるものであれ（例えば，人，家族，出来事），分析的に定義されるものであれ（例えば，診断上のカテゴリー，もしくはその他の理論的カテゴリー，構成されたカテゴリー，研究者に考案されたカテゴリー），各サンプリング単位をケースとして理解し処理していくことである．分析では，ケースを構成する要素は何か，そしてさらに重要な点として，ケースを特徴づけるために，その要素がどのように組み合わされているかを見出そうとする．それぞれのケースの全体的特徴，つまりケースの特徴もしくは変数がどのように全体を構成するように形づくられているのかを最初に理解しようとしなければ，ケース間で，テーマとパターンについて共通するものとしないものを探すことは時期尚早であり，微妙さや信頼性を欠いた表面的な結果をもたらすであろう．実際，ある現象を研究する方法として，質的手法を選ぶ第一の理由は，実際の体験のニュアンスや矛盾をつかむことにある．このことは，これらのデータに変数志向の処理を行なおうという動きから得られる結果をより価値のあるものにする．というのは，質的データ分析で得られる結果はこういった体験の微妙さをより反映しているからである．

　分析へのこの最初のとっかかりは，あるケースがいったい何のケースなのかを研究者が決める助けとなる．これは，あるケースが他のケースの中でどの位置にあるのか（例えば，決定的，典型的，非典型的）を決定する根拠として役に立つ．こういった決定は決して絶対的なものではない．つまり，目的，分析の枠組み，分析の局面に左右されながら，いかなる1つのケースも1つのもの以上のケースとなり，それゆえに，他のケースの間に分析的に位置づけられる（再配置される）．例えば，胎児に障害があることを妊娠中に知った女性の経験を記述することが目的の研究では，胎児異常の診断を受けた女性から収集されたデータは，この出来事についての経験的なケース，胎児異常という事実を知った後の結果の分析について決定的に重要なケース，予後診断の不確実性についての比較的典型的なケース，もしくは妊婦であることについての比較的逸脱的なケースとして扱われよう．分析の初期段階で，妊娠中に胎児異常と診断されることの経験的に現実的なケースとして扱われるものは，その後の分析

では，胎児異常を知っていること，予後診断の不確実性，妊婦であることについての理論的に構築されたケースとして存在することになろう．

■ ケースに結びついた一般化 vs. 形式的一般化 ■

言葉には「概念的傾向」(Eisner, 1991, p.7), つまり概念的にある特定の意味と結びつきやすい傾向がある．例えば,「妥当性」,「信頼性」,「説明」などの語は量的研究を連想させる用語であり，質的研究でこのような語を用いるのは不適切だと思われるか，あるいは，辞書的な一般的意味と実際の用い方との間に調整がなされた場合のみ使ってよいと思われている．つまり質的研究者は，このような語が量的研究で意味する内容と，質的研究での実際の用い方との調整に迫られ，このような語を他の意味で用いたり，もしくは普通に理解されている表現に似ているが，それとは同じではない意味を示すために新たな表現を用いてきた．

「一般化」という語も，このような言葉の充当の一例である．そこで，存在する，もしくは重要だと考えられている唯一の一般化は，量的研究の外的妥当性を高めるための確率的サンプリングなどの手法が向けられる形式的で，法則的な一般化，つまり法則定立的な一般化（nomothetic generalizations）である．ケーススタディや質的研究に関する研究書や研究論文の考察の章には，ケーススタディや質的研究は母集団全体への一般化ができないということで，その有用性は限られているという断り書きがよく見られる．ケーススタディや質的研究はこのような一般化を目的にしないにもかかわらず，こういった限界を打ち明ける声が，依然として質的研究にコミットする研究者から聞こえてくる．しかしながら，ケーススタディやケース志向の質的研究では，ケースから，そしてケースについての自然主義的な一般化や個性記述的な一般化が可能である（Lincoln & Guba, 1985; Stake & Trumbull, 1982）．事実，このようなケースに結びついた一般化（case-bound generalizations）は，法律，倫理，心理分析，発達理論のような，学問全体，つまり思考体系の全体の中で，そしてとても重要なことに，看護の実践の中で，すべての知識，もしくはその知識の重要な部分からなっている．「患者を知る」ということは「個」，すなわち個々の人間を知ることを意味するのである（Tanner, Benner, Chesla, & Gordon, 1993）．

一般化という語は，質的研究において今一度取り戻されるべき言葉である．一般化を量的研究の専有物にするのではなく，一般化という語を「広め，それを意味する他の語と決別する」(Lather, 1995, p.63 n) ためにも，質的研究から一般化という語をなくしてはならない．Spivak のデリダ研究において Lather は，同意できない前提があるという理由で，ある語を捨て，新しい語をつくることで，私たちはその前提が提起する問題を忘れるか，そういった問題は解決されたと信じ込む危険があると示唆した．一般化という語を使わないことで，質的研究者は，人を対象とした研究において，これまでの科学的探究における標準としての法則定立的な一般化よりも広まっているある種の一般化（個性記述的な）を抹消することに貢献している (Fraenkel, 1995; Lincoln & Guba, 1985; Silverstein, 1988)．この「法則定立的 vs. 個性記述的問題」(Lincoln & Guba, 1985, p.117) は看護学では特別な意味をもっている．個性記述的一般化の存在や価値を否定することは，すべての実践科学のケースに結びついた決疑論の否定を意味するからである．さらに，一般化を法則定立的なものとのみ定義することで，この種の一般化，すなわち個性記述的一般化を個別のケースに当てはめてしまう過ちを最小限に抑えている．しかし，「一般化」についての形式的な一般化によれば，「一般化とは，より大きな真理（と研究者が考えているもの）に仕えながらも，いつも小さな嘘をつく」(Barley, 1988, p.205) ものなのだ．

　ケースに結びついた一般化は，矯正手段として，そして仮説や理論を構築し検証する際の基礎や手段として，法則定立的な一般化とともにその役割を果たしている．「検証」もまた，概念的傾向をもった言葉である．この語ももっぱら量的な研究領域においてのみ使用され，検証の量的尺度という観点のみで意味づけされてきた (Silva & Sorrell, 1992)．しかし，ケーススタディと質的研究から生み出されたケースに結びついた一般化は，理論的命題と仮説を構築し，検証し，改良し，反証することが可能であり，実際にそうするために用いられてきた (Eisenhardt, 1989; Ragin & Becker, 1992)．

■ 結論 ■

　質的研究の文献で繰り返し論じられるテーマは，質的研究全体の倫理と要請（ethic and imperative）に関することである (Noblit & Engel, 1991)．そ

こでは「ものの意味」が「統合されたもの」という観点から理解される(pp.126-127). 広く浸透している文化的要請がものを分けていくということなら, ものを1つに合わせることは簡単ではないし, そもそも, ものを分けていく傾向にある言葉では説明することすら難しい. この要請が質的研究の実践に意味することは, 少なくとも, サンプリング単位を最初にケースとして分析的に扱うことで質的研究のケース志向性に主要な焦点を当て続けるということである. 研究の最終的な目的には分析への変数志向を伴うかもしれないが, 分析の初期段階で個々の要素がどのように全体を形づくっているかに注意することによって, ケース志向の本質や質的研究の存在意義, そしてその結果の真に迫った本質を維持することになろう.

文献

Barley, N. (1988). *Not a hazardous sport*. New York: Henry Holt.
Davis, D.S. (1991). Rich cases: The ethics of thick description. *Hastings Center Report,* 21(4), 12-17.
Eisenhardt, K.M. (1989). Building theories from case study research. *Academy of Management Review,* 14, 532-550.
Eisner, E.W. (1991). *The enlightened eye*: Qualitative inquiry and the enhancement of educational practice. New York: Macmillan.
Fielding, S.L. (1994). Case studies: A case of egalitarianism (Review essay). *Qualitative Sociology,* 17, 423-431.
Fraenkel, P. (1995). The nomothetic-idiographic debate in family therapy. *Family Process,* 34, 113-121.
Geertz, C. (1973). *The interpretation of cultures*. New York: Basic Books.
Hunter, K.M. (1989). A science of individuals: Medicine and casuistry. *Journal of Medicine and Philosophy,* 14, 193-212.
Lather, P.A. (1995). The validity of angels: Interpretive and textual strategies in researching the lives of women with HIV/AIDS. *Qualitative Inquiry,* 1, 41-68.
Lincoln, Y.S., & Guba, E.G. (1985). *Naturalistic inquiry*. Beverly Hills, CA: Sage.
McWhinney, I.R. (1989). "An acquaintance with particulars..." *Family Medicine,* 21, 296-298.
Meier, P., & Pugh, E.J. (1986). The case study: A viable approach to clinical research. *Research in Nursing & Health,* 9, 195-202.
Noblit, G.W., & Engel, J.D. (1991). The holistic injunction: An ideal and a moral imperative for qualitative research. *Qualitative Health Research,* 1, 123-130.
Ragin, C.C. (1992). Introduction: Cases of "what is a case?" in C.C. Ragin & H.S. Becker (Eds.), *What is a case? Exploring the foundations of social inquiry* (pp. 1-17). New York: Cambridge University Press.
Ragin, C.C., & Becker, H.S. (1989). How the microcomputer is changing our analytic habits. In G. Blank, J.L. McCartney, & E. Brent (Eds.), *New technology in society*: Practical applications in research and work (pp. 47-55). New Brunswick, NJ: Transaction.

Ragin, C.C., & Becker, H.S. (Eds.). (1992). *What is a case? Exploring the foundations of social inquiry.* New York: Cambridge University Press.

Runyan, W.M. (1982). In defense of the case study method. *American Jourinal of Orthopsychiatry,* 52, 440-446.

Silva, M.C., & Sorrell, J.M. (1992). Testing of nursing theory: Critique and philosophical expansion. *Advances in Nursing Science,* 14(4), 12-23.

Silverstein, A. (1988). An Aristotelian resolution of the idiographic versus nomothetic tension. *American Psychologist,* 43, 425-430.

Simons, H. (Ed.). (1980). *Towards a science of the singular: Essays about case study in educational research and evaluation.* University of East Anglia: Center for Applied Research in Education.

Stake, R.E. (1994). Case studies. In N.K, Denzin & Y.S. Lincoln (Eds.), *Handbook of qualitative research* (pp. 236-247). Thousand Oaks, CA: Sage.

Stake, R.E. (1995). *The art of case study research.* Thousand Oaks, CA: Sage.

Stake, R.E., & Trumbull, D.J. (1982). Naturalistic generalizations. *Review Journal of Philosophy and Social Science,* 7, 1-12.

Tanner, C.A., Benner, P., Chesla, C., & Gordon, D.R.(1993). The phenomenology of knowing the patient. *Image: Journal of Nursing Scholarship,* 25, 273-280.

Yin, R.K. (1994). *Case study research: Design and methods* (2 d ed.). Thousand Oaks, CA: Sage.

論文の解説

　サンデロウスキー先生の答えは明快です．一般化にはさまざまな種類があり，量的研究が得意とする種類の一般化もあれば，質的研究が得意とする種類の一般化もあるということです．一般化をめぐって時おり議論がもつれるのは，それらの一般化を混同することによって生じると考えられます．

　質的研究が得意とする一般化は，個性記述的一般化および自然主義的な一般化です．個性記述的な一般化とは，ケースの固有性や自然な状態に焦点を当てることによって他のケースに共通する普遍的なものごとを見出すことです．また，自然主義的な一般化とは，十分な論拠を提供し，読み手が他のケースへの転移可能性について結論を引き出すことです．一見して自然科学に基礎づけられていないものを，何か説明をつけることによって自然科学に基礎づけられたものにすることが，自然主義の目標だからです（Brown, 2001/2010, p.208）．この2つの一般化では，各々のケースに関する包括的で深い理解を目指すという点で共通しています．

　これに対して，各ケースの固有性よりも，ケースに共通する変数に焦点を当て，繰り返しみられるテーマや転移可能な概念を探究する研究が目指すのは法則定立的一般化と呼ばれるものです．こうした変数志向の研究は，質的研究よりも量的研究に多くみられ，外的妥当性を高めるために確率標本抽出法などの技法が用いられます．

　認識論的・学問論的に言って質的研究はケース志向である，とサンデロウスキー先生は断言します．この言葉の真意を理解するには，ケース志向のアプローチが変数志向のアプローチとは際立って対照的だという点を認識することが大切です．つまり，方法論の別やサンプルサイズの違いにかかわらず，質的研究とは基本的にケースを全体（1つのまとまり）として見て——変数に分解して見るのではなく——，その本質を理解しようと努める点に特徴があるのです．

　このように，質的研究で目指される一般化は，量的研究で目指される一般

化と異なっているにもかかわらず,「一般化可能性」の議論になると,私たちの多くはほとんど無意識に「法則定立的一般化の可能性」に関する議論に終始しがちです.質的研究は法則定立的一般化を目的とはしないという事実があるにもかかわらず,質的研究の結果が法則定立的一般化にはほとんど何の貢献もしないであろうこと(1つか少数のケースだからという理由で)を"研究の限界"として述べることや,述べられることに慣れてしまっています.繰り返し公言されるこうした懺悔は,無意味なばかりか「質的研究の成果は一般化できない」という根拠のない言説の一端を担い,質的研究の本質を誤って世に伝えることに寄与することでしょう.

　法則定立的一般化からみた反省ばかりでなく,個性記述的一般化や自然主義的一般化からみた限界はどこにあったかを振り返り,"研究の限界"に記述することは,以後の研究に大いに役立つでしょう.どのように研究をデザインすれば,より個々のケースの理解が深まったのか,異なるケースにおける異なる一連の要素が相互に作用し合い,ケース間での共通の結果を生みだしたことをより説明できたのか.質的研究におけるケース志向のアプローチを徹底させる方向での省察が,質的研究論文中にもっと言及されてしかるべきと考えます(谷津,北,2012).

　実は,このような方向性の省察は,法則定立的一般化の基礎を固めるためにも必要とされています.個性記述的一般化と自然主義的一般化という「ケースに結びついた一般化」は,法則定立的一般化と無縁ではありません.つまり,ケースに結びついた一般化は,法則定立につながる仮説や理論を構築したり検証したりする際のベースとなり,理論的命題を構築し,改良し,反証する強力な根拠となるのです.

　ケース志向性,そしてこの志向性が可能にしているケースに結びついた一般化(個性記述的一般化や自然主義的一般化)といった質的研究の本質を理解し,ケース志向の研究成果を丁寧に生みだすこと.そうして「$n=1$」(1人の経験が示す生の教え)を学ぶ機会を増やすことが,科学全体の前進へとつながっていくというのが,サンデロウスキー先生の主張です.

　さて,質的研究の中には,ケース志向というよりも変数志向と思われる研究もあることは否めません.質的研究者が,核となる変数や繰り返し見られ

るテーマ，そして転移可能な概念を求めるのに躍起になるあまり，1つのケースのもつユニークな性質を見逃してしまうとき，そこにはデータの稀有な多様性が最小公倍数的なものに集約されてしまう「薄い分析」の結果が残されるとサンデロウスキー先生は警告します．

　いかなる種類の質的データ分析でも，最初のアプローチで必要なのは，ケース間の共通性と相異性を探す前に，個々のサンプリングデータをケースとして理解し処理すること，すなわち，ケースを構成する要素は何かを識別し，さらにその要素がどのように組み合わされることでケース全体を特徴づけているのかを理解しようと努力することです．それをせずに，テーマとパターンについて，さまざまなケースのすべてに共通するものと共通しないものを探し出そうとすることは時期尚早であり，細やかな点や信頼性を欠いた表面的な（薄い分析）結果をもたらすことでしょう．

文献

Brown, J. R.(2001)／青木薫訳（2010）．なぜ科学を語ってすれ違うのか —— ソーカル事件を超えて．みすず書房．
谷津裕子，北素子（2012）．質的研究の結果は一般化できないのか？ —— 質的研究における一般化可能性．看護研究, 45(4), 414-420.

Key Question 5
質的研究と時間はどう関係する？

　質的研究に取り組んだことのある人なら，次のような疑問を抱いた経験は少なくないのではないでしょうか．「インタビューは何回がよいだろう？　1回，2回，それ以上？　2回以上の場合，1回目と2回目，2回目と3回目……の間はどのぐらい時間を空けるとよいだろう？」，「どの時点でインタビューするとよいだろう？　出来事が起きている最中なのか，それとも起きた後なのか？　起きた後の場合，どれくらい後がよいだろう？」，「研究結果は時間順に示すのがよいのか，それとも出来事別に示すべきなのか？」……

　一見ばらばらな問いのように思えますし，実際，疑問の内容はデータ収集方法の回数やタイミング，結果の示し方というようにどれも一致していません．が，実はこれらの問いを発した人は，ある種の共通した問題に直面しているのです．それは，「質的研究と時間の関係をどう考えるか」という問題です．

　質的研究を行なうにあたって，質的研究と時間の関係についてことさら考えることはないかもしれません．しかし，私たちがつまずきやすいこうした問題はすべて，時間に関するものであることを知れば，果たしてどうでしょう．データ収集の回数やタイミング，あるいは結果の示し方を，今までよりも根拠をもって決定することができるとともに，質的研究に特有の時間的要素を考慮に入れながら，より周

到に研究計画を立て，その計画を綿密に実行に移せるのではないでしょうか．

　では，質的研究と時間の関係はどのようなものなのでしょうか．サンデロウスキー先生のお話を聞きましょう．

Key Questionへの
回答 **5**

時間は，研究方法論の選択や結果の示し方など，質的研究の多くの意思決定に重要な役割を果たします

時間と質的研究[5]

「人生とは年代記，すなわち，出来事を時間の流れに沿って並べたものである」(Miles & Huberman, 1994, p.110) と言われる．人のありようを理解するには，出来事の時間的な流れをとらえ，時間が出来事をどのように形づくるかをはっきりと理解することはたしかに必要である．しかし，Kelly & McGrath が述べているように (1988)，行動科学や社会科学の研究者は時間と研究方法の相互作用に十分な注意を払わないようである．そのことで，研究結果の妥当性を弱めてしまうことになる．質的研究者もまた，その研究対象となる人や出来事は常に時間の中に置かれているにもかかわらず，時間には十分な注意を払わないようだ．質的研究の論文でしばしば欠けているものは，グラウンデッド・セオリーにおける歴史，エスノグラフィーにおける個人史，そしてナラティブにおける因果関係である．

本稿では，質的研究に特有な時間的要素（すべての研究，とりわけ縦断的研究に共通するものに対して）について考えてみる．質的研究者は量的研究者と同じように，サンプリング，データ収集，データ分析，結果の再現だけでなく，時間，つまり，研究中の出来事が時間的要因によってどのように特徴づけられるかという点にも敏感でなくてはならない．事実，質的研究者は時間を無視できない．それは，質的研究の対象となる現象に密接に関連し，見落とすことのできない文脈は，その大部分が時間に関するものだからである．

■ 質的研究における時間 ■

時間についての関心は，質的研究では不可欠である．質的方法が主に用いられる研究領域では，主として質的方法に関係する研究のパラダイムに焦点を合わすものであれ，質的方法そのものに焦点を合わすものであれ，時間への関心は必要である．例えば，過去は歴史学では中心となる関心事である．Phe-

---

[5] Sandelowski, M. (1999). Time and qualitative research. *Research in Nursing & Health*, 22, 79–87. (©1999 John Wiley & Sons, Inc.)

nix が言うように,「歴史を理解しようとするのは,時間性の意味を理解することであり,その逆もまた同様である」(1964, p.235).たしかに,歴史だけが時間にその「完全な意味」(p.236) を与えるのだ.時間の見方についてさまざまな学問や芸術を比較して,Phenix は次のように結論づけている.

> 科学における媒介変数的な人間とは関係のない即物的な時間,そして,言語や芸術におけるリズミカルな時間,そういった時間の抽象的な客観性と,人と人との関係や個々の道徳的決定における時間の具体的な主観性を結び,「全体の時間」を実感させるのは歴史である.その全体の時間の中で,1つひとつの出来事が実際に起きている.[中略] 歴史家の仕事は,むかしある時に起こった出来事を記述し,整理し,解釈することである.(p.236)

この「むかしある時」(Mishler, 1991) もまた,ナラティブ研究を駆り立てるものであり,時間が歴史とナラティブをつないでいる.ナラティブがつくり出すものは「人間の行為を時間化すること」(Polkinghorne, 1988, p.127) である.人の生の研究が必然的に歴史的な形をとる (Freeman, 1984) のは,人が──ほんの一瞬の時間の中で──自分の生における出来事を秩序づけようとする,つまり,過去,現在,そして未来を1つの筋の通った型の中で物語にしようとするからである.こういった物語は語られたものとしての生 (the life-as-told) からなり,その物語によって研究者は経験されたものとしての生 (a life-as-experienced) に最短距離で近づくことができる (Bruner, 1984).変わらない自己というこれまでの科学的なイメージとは対照的に,ナラティブ研究では,時間のコンテキストの中で,常に変わりゆく自己を前面に出している (Gergen & Gergen, 1987).Polkinghorne が言うように,ナラティブ的知識とは,本質的に言って,歴史的研究であり,人が時間についての自分の経験を説明する方法に「特別にアクセスすることが」(Polkinghorne, p.129) できる.科学が時間を機械化するものなら,ナラティブは時間を人間化するものである.

歴史においては過去が,ナラティブ研究では過去-現在-未来が中心の課題となるのに対し,批判理論研究では時間の政治学 (politics of time) が主要な問題となる.この「質的研究において競合するパラダイム」について Guba と Lincoln が説明したように (1994, p.105),批判理論では歴史が媒介する支配

時間と質的研究 **81**

の構造（例えば，ジェンダー構造，社会文化構造，経済構造）に焦点が当てられ，それが時間を経て具体化され，仮想現実となってくる．つまり，批判理論研究の目標は，このような支配の構造に苦しめられた人々が，自らを，歴史に関係のない，変えることのできない，生まれながらのものではなく，あくまでも歴史的状況によるもので変えることができるものとして見ることができるようにすることである．批判理論では，歴史的な理解が，意識の高揚，積極的な行動，そして未来への希望に結びついている．

　時間は，質的方法そのものにとっても不可欠の要素である．グラウンデッド・セオリーでは，「基本的な心理プロセス」（Bigus, Hadden, & Glaser, 1994）という考えの中で，時間がきわめて顕著に現われている．グラウンデッド・セオリーを用いる研究者は，行為と変化を指向し，研究の対象となる出来事を，ダイナミックな，そして時間の中で，時間とともに生じるプロセスと見る．グラウンデッド・セオリーでは，変化の理論化とそのための条件を必要とするが，それはたいていの場合，条件の行列を通してである（Strauss & Corbin, 1990）．グラウンデッド・セオリー法，そしてそれを考案した Barney Glaser と Anselm Strauss の大きな貢献は，軌跡モデル（trajectory model）を提示したことである．彼らは，人には個人史があり，ものには歴史があり，それぞれが互いにコンテキストとして役に立っていることを前提とした．この軌跡モデルでは，人は，病院，機械，専門職といった行為者（主体）/対象（客体）と時間的な相互作用の中に置かれている（Wiener, Strauss, Fagerhaugh, & Suczek, 1997）．

　現象学的研究においても，時間は現象学的省察を導く 4 つの「生活世界の実存」（Van Manen, 1990, p.101）の 1 つとして現われる．時間性とは「生きられた時間」であり，つまり，時計的時間，客観的時間，もしくは外にある時間に対する，主観的なここにある時間のことである．この生きられた時間は，生物学的時間，そして歴史的時間にかかわらず，またそれによって形づくられるのであるが，すべての人間の生活世界での，普遍的で基本的な特徴と考えられる．

■ 時間と質的研究デザイン ■

　学問的な視点や方法に関係なく，質的研究を行なう研究者は研究デザイン

```
ケース1  共時的
        出来事 A
        出来事 B          通時的
        出来事 C  →  出来事 C  →  出来事 C  →  出来事 C
        出来事 D
        時間 1       時間 2        時間 3        時間 4
                              ＋
ケース2  共時的
        出来事 A
        出来事 B          通時的
        出来事 C  →  出来事 C  →  出来事 C  →  出来事 C
        出来事 D
        時間 1       時間 2        時間 3        時間 4
```

Barley(1995, p.9)を改変

図1　共時的，および通時的分析を組み合わせたケーススタディのデザイン

の全体的な時間構成について熟慮すべきである．研究者は研究の焦点を，時の流れのある1時点での出来事（共時的分析を目指した横断的デザイン）か，時間とともに移りゆく出来事の変化（通時的分析を目指した縦断的デザイン）か，あるいはその両方（共時的，および通時的分析を目指した混合デザイン）のいずれに当てるべきかを決めなければならない．

「3重比較デザイン」を用いて病院での診断技術の使用に関するエスノグラフィックなケーススタディ（**図1**参照）を行なったBarleyによれば（Barley, 1995），共時的分析では結果的にケース内での現象の比較が必要となる．例えば，その3重比較デザインの1つの要素において，Barleyはある病院で，ある1時点におけるいくつかの異なる診断技術の使用について調べた．パラレル分析はケース間の現象の比較を伴うが，それもまた時間の中のある1時点でのものである．Barleyは，次の病院で，最初に調査した病院と同じ時間的条件で，同じ技術がどのように用いられているかを調査した．共時的分析もパラレル分析も，ある1時点に焦点を当てたという点で，Barleyの研究ではともに横断的であった．

それに対し，通時的分析では，Barleyが2つの病院で診断技術を1つ選び，それを時間を通して見ていったように，現象の変化を見ていく必要がある．Barleyによれば，共時的分析は「時間を止める」ものであり，通時的分析は

「時間をつかむ」ものである（p.6）．共時的分析はそれぞれの現象を比較することに焦点が当てられ（この例では，それぞれの異なる技術），通時的分析では，時間の流れの中のそれぞれ時点を比較することに焦点が当てられる（この例では，1つの技術の使用についての前後の2つの時間）．

サンプリング

時間は，「現象の差異」(Sandelowski, 1995, p.181；cf. Key Question 3, p.53)を求めるための合目的的サンプリングの重要な要素である．このサンプリングで研究者は，対象となる現象において分析的に重要な差異を占める情報量の多いケースを意図的に探す．概して，合目的的サンプリングは，人ではなく，出来事，事件，経験をサンプリングする．看護研究をはじめとする健康科学では，たいていの場合，人が主要な情報源であり，質的研究に人が関係するのは，こういった出来事をよく知っていて，またそれを伝えることができるからである．時間はこういった出来事の重要な側面であり，出来事のサンプリングをするときには時間についてもサンプリングをしているのである．よって，研究者はサンプリングの基準の中で時間を明確にしなくてはならない．

例えば，乳がんと診断された女性がそれをどのように受け入れ，対処していくのかに関心のある研究者は，すべての女性に共通したある時点で，この診断の受容と対処についてのサンプリングを行なうか（差異なし），あるいは診断以降のさまざまな時点でサンプリングをするか（差異は最大）を決めなくてはならない．仮に，後者のサンプリングを選んだ場合には，情報冗長性に達するために，もしくは，グラウンデッド・セオリーの場合には理論的飽和状態に達するために，十分な数のケースをもっていなければならない．

サンプリングの枠組みとしての軌跡　人の健康についての質的記述的研究，エスノグラフィックな研究，もしくは，グラウンデッド・セオリー研究における有益なサンプリングの枠組みが，先に述べた軌跡モデルである．このモデルでは，時間は経験的に実在するもの（時計の時間）と個人的，社会的，文化的に構成されたものの両方，もしくはそのどちらかとして現われてくる．

軌跡モデルの1つの変形では，疾病（disease），病い（illness），病気（sickness）の3つは分析的に見て互いに区別される．それはグラフに示されたとき，経時的に集束型，発散型，交差型といったそれぞれ異なる軌跡になるからであ

る (Robinson, 1990). 確かに，研究者は，その軌跡が集まるかどうか，そしてどのように集まるかを解明することに特別な関心をもっているようだ．例えば，ある人は，その人自身の疾患に対する感情的な反応や疾患についての社会的相互作用に関する限り，上向きの軌跡を示しているが，予後に関する限りは，下向きの軌跡を示している．ある特定の疾患をもつ人の「生の軌道」には，疾病，病い，病気という3つの軌跡のすべてが，それぞれの複雑さ，一緒に合わさった場合の複雑さ，そして時間的な複雑さのすべてにおいて含まれていると考えられている．

「疾病の」軌跡（disease trajectory）には，生物医学的診断，治療，予後，そして，疾患の身体的軌跡，すなわち自然の軌跡が包合されている．サンプリングの第一原理として，この疾病の軌跡を用いる場合，研究者は，例えば1つ，もしくはそれ以上の診断の段階，または1つ，もしくはそれ以上の治療の段階，あるいは1つ，もしくはそれ以上の疾病プロセスの段階の中から，情報量の多いケースを選択する．標準的な医療診断，そして医学的治療のカテゴリーが，サンプリング単位を特定するために用いられる．

それに対して「病気の」軌跡（sickness trajectory）には，疾患をもつ人の社会的キャリアにおける出来事が網羅される．サンプリングの第一の構成原理として病気の軌跡を用いる場合には，例えば，スティグマ，情報管理のスタイル，社会的流動性などを示す，情報量の多いケースが求められる．医学的分類に対するケースの社会的分類が，サンプリング単位の選別に用いられる．

最後に，「病いの」軌跡（illness trajectory）であるが，ここには患者の疾患への対話的応答，疾患の経験，もしくは，その体験における出来事が網羅される．ここでは，「病いはナラティブである」(Hyden, 1997, p. 54)．それは，病いの発生と患者の生への影響に重要な役割を演じるナラティブの中で，そしてそのナラティブを通して病いがはっきりと述べられるからである．この軌跡がサンプリングの第一の構成原理として用いられるときには，例えば，「ともに生きられた」もしくは「生命にかかわる」病い（Conrad, 1987, pp. 24-27），あるいは病いのさまざまなナラティブを示す情報量の多いケースが求められる．医学的分類や社会的分類に対するナラティブ的分類が，サンプルの選別に用いられる．

データ収集

タイミング，すなわち時間を選ぶことは，質的研究においてデータ収集を構成する際に考慮すべき重要な内容である．

振り返りの重要性　質的研究では，インタビューデータの質はすべて，研究対象に選んだ出来事について研究参加者がどのように言葉で説明できるかという能力にかかっている．そして，経験をはっきりと話す能力は，研究参加者が対象となる出来事を整理する，つまり，経験されたものとしての出来事（the event-as-experienced）を語られたものとしての出来事（the event-as-told）へと変えていくために，その出来事から十分な時間が経過していたかということにかかってくる．つまり，語るまでに時間が十分にあったかということに左右されるのである．

さらに，現象学やナラティブ研究では，出来事をストーリー化するために，それは終了したもの，つまり，終わりがあるものと見られることが必要である．量的研究では，回顧的データは予測データよりも価値が低いものと見なされることが多い．それとは対照的に，現象学的，およびナラティブ研究，もしくは明らかな現象学的，ナラティブ的「傾向」(Charmaz, 1990, p. 1164; Sandelowski, Holditch-Davis, & Harris, 1992, p. 311) のある質的研究では，すべてのデータは本質的に回顧的であると考えられている．それは，出来事を経験しているときには，その出来事を語ることができないからである．Van Manen が言うように，「人は，その経験の中に生きている間は，体験について反省することはできない」(1990, p. 10) のである．人は，自分が怒っているときには怒りについて考えることができない．怒りについて反省することと，怒ることは異なる経験である．現象学的反省は本質的に，「回顧的であって，内観的ではない」(Van Manen, p. 10)．同じように，経験を語ることは「過ぎ去った」経験を必然的に伴っているのである．

したがって，現象学的研究を行なう研究者，もしくは，ナラティブ研究，グラウンデッド・セオリー研究，その他の質的研究で，人間の存在とインタビューそのものの両方，もしくはそのどちらかについてのナラティブ的概念への傾倒を明言する研究者は，出来事の苦しみの中にいる人，もしくは出来事から時間が経っていない人にインタビューしたいのかどうか考える必要がある．それは，そういった人への危害を最小限にするためといった倫理的な理由だけ

でなく，認識論的な理由にもよる．そのような人は，おそらく，研究対象となる出来事をよく考えていないため，そのことについてはっきりと述べることができないだろう．十分な時間をかけて研究参加者の振り返りを可能にすることで，このようなインタビューデータから得た結果はその妥当性が高まり，その結果が損なわれることはないだろう．

始まりと終わり　対象となる出来事の始まりと終わりの時を決めることもまた，出来事についてのデータ収集，とりわけデータ観察にはきわめて重要である．「始まり」と「終わり」は社会的に構成され，文化的に特徴づけられた概念であり，経験的に実在するものではない．研究者は，最初にフィールドに入ったとき，観察を方向づけるパラメーターを設定しないで，時間的パラメーターを最初から出来事に押しつけてしまうことで重大な解釈的誤りを犯すかもしれない．たしかに，研究者が対象となる出来事を時間的に概念化し，それらの新しい概念を用いて観察を行なうために他の方法に気づき始めるのは，まさしく，研究者がそのフィールドで十分な時間を過ごした後のことなのである．

複数のインタビュー　研究デザインで考慮しなければならないもう1つの重要な時間的要素は，複数のインタビューの使用についてである．同じ研究参加者に2回以上インタビューすることに関しては，時間に関連した理由が2つある．1つは，昔ながらの縦断的研究のように，時間の経過に沿って出来事を追っていくため（つまり，先に述べた通時的分析を行なうため）であり，もう1つは，最初のインタビューから得たデータを検証するためである．複数回のインタビューを通して，経時的に出来事を追っていくことは，変化が起きるかどうか，起きるとすればどのように起きるのかを把握するのが目的である．それとは対照的に，1回のインタビューから得られたデータを，2回目のインタビューのデータとともに検証することの目的は，説明の一貫性を確かなものにすること，つまり，いかなる変化も起きなかったことを保証することである．そこで研究参加者に求められるのは，過去のデータ収集の際にインタビューで語った内容を振り返って，「正しい」説明としてこのインタビューデータを受け入れるか，何か加えるか，何か差し引くか，あるいは修正するということである．これは分析的に明確な目標であるが，実際には曖昧になることも多い．分析的に分けることのできる出来事でも，経験的には分けられないことが多い．そして，研究者自身が2回目のインタビューの目的についてはっきりとし

ていないこともあろう.

　さらに，多くの質的研究者は，どのような研究法を選んだにせよ，収集したデータをナラティブ的に分析するつもりがなくとも，「ナラティブ」スタイルのインタビューを用いるものである（Mishler, 1986）．さまざまな種類のナラティブ分析は，概して，語りそのものの情報的内容ではなく，経験がいかに語られたかを重視する点で，質的内容分析や継続的比較分析とは区別される．ナラティブインタビューは，人が「語りたいという衝動」(White, 1980, p. 5)を促し，「時間を取り巻いて構成された言説と（語り手の）世界に結果として起こった出来事」(Riessman, 1990, p.1195) を生み出すことを目的としている．それが明らかにナラティブ的な手法であれ，グラウンデッド・セオリーであれ，あるいは，他の質的手法であれ，ナラティブインタビューにおけるアイディアにより，インタビュアーによる最小の介入で，参加者は出来事の説明を構成し，それを順序づけていくことが可能になる．

　しかし，研究手法が違えば，これらのデータの時間的な特徴は異なって見られるようだ．明らかなナラティブ研究では，ナラティブデータは1つの語りから次の語りに変わりやすいものとして理解されている．1つの語りの結果が，前の語りの内容と一致するしないはあっても，次の新たな語りとなることから，1つの出来事を語るという行為そのものは，同じ出来事をめぐる新しい語りを生み出すものと考えられている．したがって，ナラティブデータを修正主義的なものと見ることは，再テスト信頼性（test-retest kind of reliability）の確立を目指す妥当性確認の企てと対立する．したがって，1回目のインタビューで得た情報を検証する目的で2回目のインタビューを実施することは，人間の語りは変わりやすいものであるという見方に相反するものである．時間的隔たりのある2つの語りは，たとえ内容が合わなくとも，2つともきわめて正確な場合もある．語り手は，2つの語りの中で同じ情報を語らないかもしれないし，同じ情報を2つの異なる方法で語るかもしれない．しかし，この不一致はそれぞれの語りのときには依然として経験されたものとしての出来事に忠実であるのかもしれない．

　しかし，ナラティブインタビューがポスト実証主義，すなわち「新実証主義」(Annells, 1997, p.121) ―― ナラティブに対立するものとして ―― の研究枠組みの中で分析されると，再テスト信頼性という尺度による検証はきわめ

て適切なものとなろう．新実証主義的研究におけるインタビューが，ナラティブ研究で行なわれるインタビューと似た手法で実施される場合もあるだろうが，得られたデータの扱いは異なる．評定者内の信頼性，および再テスト信頼性の尺度に従うカテゴリーにデータをまとめていく努力がなされているが，その優れた例として，Borkan, Quirk, Sullivan の研究（1991）がある．そこでは，股関節の骨折についての高齢者の語りによる説明が，2つの相容れないカテゴリーに分類され，それぞれのカテゴリーは機能的転帰（functional outcomes）と統計的に相関性があることが示された．その研究では，2回目のインタビューは，1回目のインタビューで得られたデータが分類されたカテゴリーの安定性を検証する役割を果たした．外的な現実，客観的な現実，そして合意上の現実（consensual reality）という存在論的理想を前提とするポスト実証主義，新実証主義的な方向性にしたがって，ナラティブデータがどの時点でも同じで，それに対する解釈も一致するかのように取り扱われた．再テスト信頼性の尺度による検証が2回目のインタビューの目的である場合には，研究者は，1回目と2回目のインタビューの間のどの時間的間隔が，対象となる出来事の中で，時間の経過に起因する変化を最も埋め合わせるかについてさらに考慮する必要があるだろう．非ナラティブ的な手法では，変化はナラティブデータの中ではなく，対象の現象そのものにあると考えられている．もしくは，データの一貫性のなさは，インフォーマントの信頼性の欠如，あるいは十分に標準化されていないインタビューに起因することもあろう．

データ分析

時間は，分析のための道具でもあり，またその対象でもある．

時間順の配列（経時的配列） MilesとHuberman（1994）は時間の流れに沿って配列したさまざまな形の視覚的な表示とマトリックスを示し，詳しく説明している．そこでは，時間が分析の鍵となる変数となっている．こういった表示は，とりわけ，プロセスの認識を目指すグラウンデッド・セオリー研究において有益である．場所的な因果関係，偶発性，そして経時的変化を見極めるために，出来事がそれぞれ，ケース内，およびケース間で，時間的な順序で配置され比較される．

ストーリーライン・グラフ ナラティブ研究に特に役立つ時間を詳しく見

ていく技法がストーリーライン・グラフである．これは，データ収集の手法の1つであり，出来事についての研究参加者の位置，配列，そして評価を視覚的に表示するために，社会科学者のMary GergenとKenneth Gergenが考案した（例えば，Gergen, 1988; Gergen & Gergen, 1987）．このグラフは，ライフコースをナラティブと見なす考えに基づいており（Cohler, 1982），また，ナラティブフォームの文学理論で組み立てられているので，ライフイベントと生活の満足度についての標準化された評価基準に関する1つの解釈的な変化形であり，どの出来事が顕著で，その出来事をどのように見るか，それぞれの出来事の時間的な関係はどのようなものかについて個々の人が選ぶことができるようになっている．ライフイベント，生活のストレス，生活の満足度を標準化した評価基準とは対照的に，ストーリーライン・グラフは，客観的なライフイベントは存在せず，やや異なる現象学的出来事のみが存在するという前提に立つ（Riessman, 1989）．つまり，ライフイベントには，その顕著性，意味，影響などを自動的に決めるような，一定した客観的な特性などないように思われる．その代わり，ある出来事の顕著性，意味，影響は，個々の人の生き方に応じて，またそれを通して変わっていくものと考えられている．

　この手法はまた，西洋文化圏の人々は自分の生を3つの基本的なナラティブフォームで理解し説明する，という前提に基づいている．その3つの基本的なナラティブフォームとは，望ましい目標へと向かう動きを示すために出来事が形づくられる上向きのナラティブ，望ましい目標から離れる動きを示すために出来事が形づくられる下向きのナラティブ，そして，動きをまったく示さないように出来事が形づくられる安定したナラティブである．これらのテンプレートは人の生の時間的な形を表している．**図2**に示したように，語り手は自分の生活の中での出来事を，(a) それからずっと幸せが続いていく物語（上向きの線で示されるナラティブ），(b) 悲劇（下向きの線で示されるナラティブ），(c) 喜劇・メロドラマ（最初は下向きに，後から上向きに傾斜する線で示されるナラティブ），そして (d) ロマンス（上向きと下向きにが交互になる線で示されるナラティブ）のどれかに形づくる，ないしは描くであろう．

　研究参加者には，**図3**で示したような，何も書かれていないグラフが渡され，調査中の対象となる出来事に関連させて，過去の人生の振り返りと将来の人生の予想をするように指示される．例えば，壮年期にがんであることを知っ

Gergen (1988, p.101) を改変

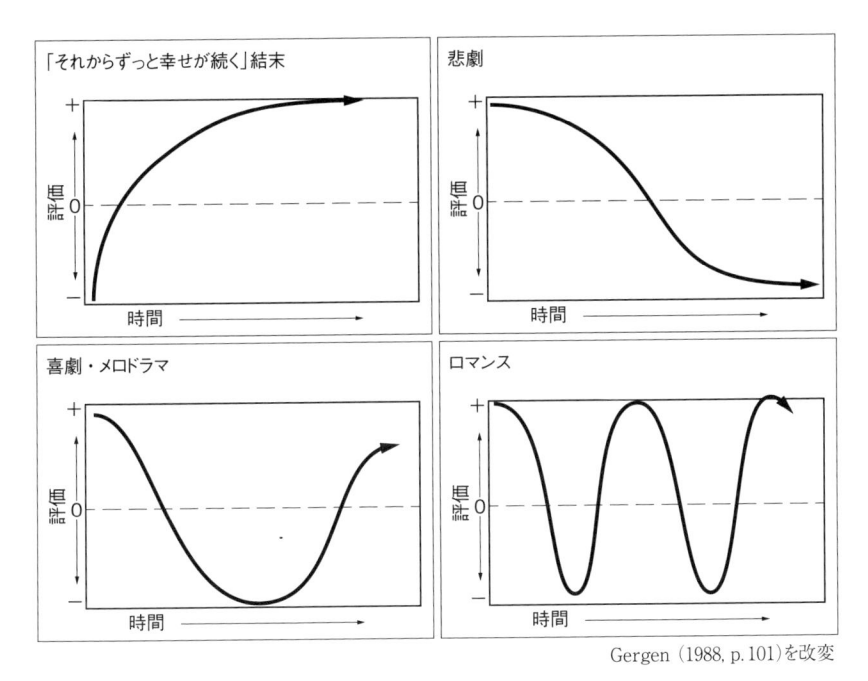

図2 ナラティブフォーム

た成人の研究参加者には，青年期から現時点までに起きた主要な出来事（と考えられるもの）のすべてを，特にがんと診断された時期の前後に起きた重要な出来事に重点を置いて，表示するように依頼する．これらの主要な出来事は，それが起こったときの参加者の年齢の箇所にリストアップしてもらう（**図3**のグラフの下半分に示されている）．さらに，グラフの上半分に，これまでの人生におけるさまざまな時点での「感情」を線でグラフに描いてもらう．もしくは，研究者がインタビューデータをもとにグラフを作成し，後で参加者にそのグラフが正確かどうかをチェックしてもらうこともある．

　質的データの収集，また分析の手法として，ストーリーライン・グラフは新しく，改良の余地は多いが，この手法には，1人ひとりの生の形を理解し，そして多くの生の形を比較するのに大きな潜在的価値がある．この手法の基礎となるナラティブ的見方は個々の人の独自性を重視するが，命にかかわる疾患の診断といった共通の出来事について作成された複数のグラフがあれば，異な

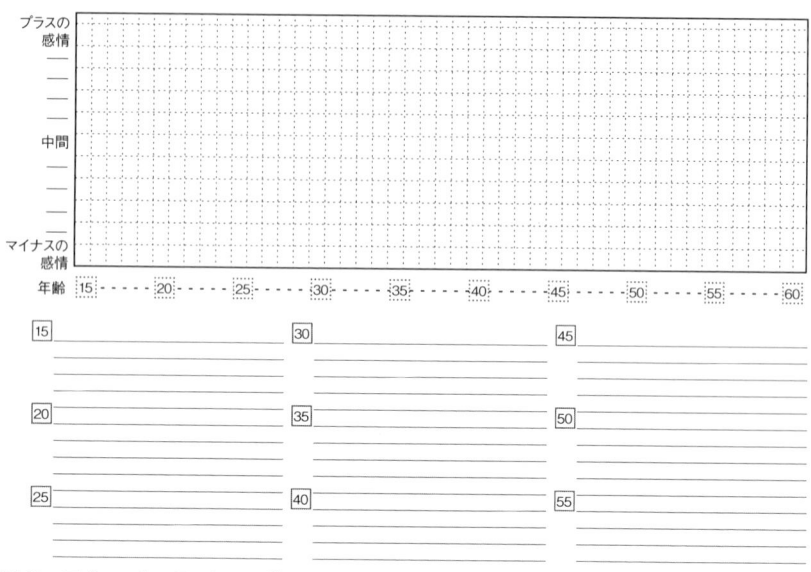

図3　ストーリーライン・グラフ

る時間で，異なる人々の集団の中で何が際立っているのかについて比較し，結論を導き出すことができる．ナラティブ的知識は本質的には歴史的な方法で得るものだが，それは，時間，場所，そして関係の中で生きられた生におけるパターンや規則性の発見を通して人間科学的探究に貢献している．必然的な目的とはならないが，この手法はまた統計的分析にも役立っている．

　分析の手段としての軌跡　潜在的に有用なサンプリング枠組みとして説明した軌跡モデルは，研究者の注意を時間の個人史的，歴史的，そして文化的要素に向ける分析手段としても使うことができる．例えば，疾病は，それ自体，上向き，下向き，そして安定したコースをもつものとしてナラティブ的に見ることができる．西洋の伝統的な産科についての言説の大部分は，時間への関心を反映している．出産には，早産，正期産，過期産の3つがある．分娩はフリードマン分娩曲線の時間的パラメーターの中で，進行するか，進行しそこねるかのどちらかである．初産婦は出産適齢期にあるか「高齢」であり，周産期そのものは，母子へのケアや産科棟にみられる区分と同じく，受胎前，妊娠初期（第1期），妊娠中期（第2期），妊娠後期（第3期），産後など，時間の要

素を含む用語で理解される．

　この10年足らずのうちに，HIV感染は死に至る病から，慢性疾患へと変わってきた．新たな薬理学的治療により，HIVに罹患した人はもはや死と隣り合わせではなくなり，その疾患とともに生きていけるようになった．体外受精は，不妊症に対する最後の手段から，最初に使われる治療法へ変わってきている．かつて体外受精が最後の手段であったときは，不妊のカップルは今日に比べて体外受精以外のさまざまな治療法を受けて，長い時間をかけても妊娠しなかった．さらに1990年代の不妊のカップルは，1950年代のカップルとはかなり違った不妊を経験している．1950年代では，出産奨励の要請は今よりもずっと強く，医療支援を求めるカップルはほとんどいなかった．1980年代までは，子どもがいないことはそれほど非難されるものではなくなり，また，新たな技術的進歩により，不妊は慢性疾患へと変容し，その結果，カップルは壮年期にいたるまで，自分の子どもを求め続けることが多くなった．

　母性について時間と無関係な分析を行なえば，個人の経験に影響する経験の文化的構造，すなわち個人史的構造における重要な要因を無視することになろう．同じように，HIVにしても，不妊にしても，その分析に歴史的な視点を入れなければ，個人史を形づくる医学と社会の歴史における重要な要素を無視することになろう．

■ 時間と再現（re-presentation） ■

　時間的要素は，質的研究の結果の提示にもきわめて重要である．これまでの学術論文では，研究プロセスを時間の流れに沿って直線的に示すように意図されている．それは，まずは研究問題の特定と説明から始まり，研究デザインの選択，そして結果の発見へと進んでいく．

　それに対し，質的研究の論文では，時間に関連するいかなる論理も論文の基礎をなすように意図されていない．他でもっと詳しく述べたが（Sandelowski, 1998），研究者はさまざまな時間の方略を用いて，対象となる現象を研究参加者，もしくは研究者の時間の中で再現する．また，過去のことを思い出すフラッシュバックや未来のことを思い描く文学的技法を用いて，生きられた時間の瞬間を再現したり，際立たせることもできる．質的研究の論文では，論文をまさに時間的に形づくっていくことが，対象となる経験の理解を形づくること

になる．質的研究では，その論文の形式がより明確な形で内容を示している．

　例えば，質的研究者は結果を時間順に示すことがある．出来事の流れを研究参加者の人生の中で起きた順に，研究者が収集したデータから構築した通りに示すのだ．すなわち，研究者が最初に示すもの，そしてそれに続けて示すものは，研究参加者の現実の生活の中で最初に起こったことと，それに続いて起こったことに対応する．場所の因果関係の証明に特に関心のある研究者は，リアルタイムで続く出来事や，鍵となるターニングポイント，そして節目となる画期的な出来事を強調するだろう．質的結果は，一次的な構成原理，もしくは二次的な構成原理として，時間的に並べることができる．時間が，一次的な構成原理として論文で使われる場合，各章のタイトル見出し（レベル1の見出し）は時間を示すものとなる．例えば，病いの経験についての発見が，「直前の」生，「直後の」生，「1年後の」生，「ずっと後の」生のセクションで示される．時間が，二次的な構成原理として論文に使われる場合，各章のタイトル見出しは「家庭生活」，「仕事」，「社会的交流」といった要因について繰り返し起こる関心を示すものとなり，それぞれの内容が，病いの「直前に」，「直後に」，「1年後に」，「ずっと後に」のように時間の中で経験される順番で示されるであろう．

　研究参加者の時間の中で対象となる現象がどのように展開していくかによって論文を作成していくのとは対照的に，研究者は，ある出来事について時間順に1番目，2番目，3番目，それ以降と研究者自身が発見した内容に従ってその結果を並べることもあろう．つまり，ここでの時間的な基準点は研究者自身であって，イベントそのものではない．研究者は，この方略を用いることで，自分自身をそのテキストのより中心にもってくるか，もしくは，初めは単純に見えた出来事の複雑な性質を強調するようである．

　研究者は読者に過去のことを思い出させたり未来のことを思い描かせたりと，明らかに，文学的技法を応用しつつ時間に関連する修辞的技巧を意識的に用いているようだ．これは，ある出来事を位置づけたり，説明をしたり，あるいは，対象となるプロセスの再帰的性質への読者の感情を高めるのによりよい手法である．執筆者はプロセスのある時点については，多くの時間とスペースを割いてゆっくりと考えることもあれば，逆に，長時間にわたる出来事については，あまり詳しく述べることをしないで飛ばしていくことを選ぶこともあろ

う（Toolan, 1988）．このような時間に関連する技巧を用いることで，執筆者はある経験についての情報を伝え，そしてより重要なことに，その経験への感情をつくり出しているのである．

■ 結論：生の時間的形状 ■

　質的研究は，ある重要な意味において，時間がすべてである．質的研究における時間は，分析的な変数であり，また研究の対象でもある．そして，時間は質的研究にとって探究の鍵となるパラダイムの存在の中心であり，また，質的研究の方法論それ自体の中心となっている．時間に関する要素は，合目的的サンプリング，データ収集とデータ分析の手法の内容と構成，そして質的研究論文でのデータの再現において重要な役割を演じている．ことわざに「真実は神の娘（真実は何にも勝る）」とあるが，もし，真実が時間の娘なら（Pettigrew, 1995, p.7），時間は，質的研究者がつくり出そうと努力している文脈的に豊かな生の解釈の創造者である．

文献

Annells, M.（1997）. Grounded theory method, part I: Within the five moments of qualitative research. *Nursing Inquiry,* 4, 120-129.

Barley, S.R.（1995）. Images of imaging: Notes on doing longitudinal fieldwork. In G.P. Huber, & A.H. Van De Ven（Eds.）, *Longitudinal field research methods: Studying processes of organizational change*（pp. 1-37）. Thousand Oaks, CA: Sage.

Bigus, O.E., Hadden, S.C., & Glaser, B.G.（1994）. The study of basic social processes. In B.G. Glaser（Ed.）, *More grounded theory methodology: A reader*（pp. 38-64）. Mill Valley, CA: Sociology Press.

Borkan, J.M., Quirk, M., & Sullivan, M.（1991）. Finding meaning after the fall: Injury narratives from elderly hip fracture patients. *Social Science and Medicine,* 33, 947-957.

Bruner, E.M.（1984）. Introduction: The opening up of anthropology. In S. Plattner & E.M. Bruner（Eds.）, *Text, play and story: The construction and reconstruction of self and society*（pp. 1-16）. Washington DC: American Ethnological Society.

Charmaz, K.（1990）. "Discovering" chronic illness: Using grounded theory. *Social Science and Medicine,* 30, 1161-1172.

Cohler, B.J.（1982）. Personal narrative and the life course. *Life-Span Development and Behavior,* 4, 205-241.

Conrad, P.（1987）. The experience of illness: Recent and new directions. *Research in the Sociology of Health Care,* 6, 1-31.

Freeman, M.（1984）. History, narrative, and life-span developmental knowledge. *Human Development,* 27, 1-19.

Gergen, K.J., & Gergen, M.M.（1987）. The self in temporal perspective. In R.P. Abeles（Ed.）, *Life-*

span perspectives and social psychology (pp. 121-137). Hillsdale, NJ: L. Erlbaum Associates.

Gergen, M.M. (1988). Narrative structures in social explanation. In C. Antaki (Ed.), *Analyzing everyday explanation: A casebook of methods* (pp. 94-112). London: Sage.

Guba, E.G., & Lincoln, Y.S. (1994). Competing paradigms in qualitative research. In N.K. Denzin & Y.S. Lincoln (Eds.), *Handbook of qualitative research* (pp. 105-117). Thousand Oaks, CA: Sage.

Hyden, L.-C. (1997). Illness and narrative. *Sociology of Health & Illness*, 19, 48-69.

Kelly, J.R., & McGrath, J.E. (1988). *On time and method*. Newbury Park, CA: Sage.

Miles, M.B., & Huberman, A.M. (1994). *Qualitative data analysis: An expanded sourcebook* (2 nd ed.). Thousand Oaks, CA: Sage.

Mishler, E.G. (1986). *Research interviewing: Context and narrative*. Cambridge, MA: Harvard University Press.

Mishler, E.G. (1991). "Once upon a time..." *Journal of Narrative and Life History*, 1, 101-108.

Pettigrew, A.M. (1990). Longitudinal field research on change. In G.P. Huber, & A.H. Van De Ven (Eds.), *Longitudinal field research methods: Studying processes of organizational change* (pp. 91-125). Thousand Oaks, CA: Sage.

Phenix, P.H. (1964). *Realms of meaning*. New York: McGraw-Hill.

Polkinghorne, D.E. (1988). *Narrative knowing and the human sciences*. Albany: State University of New York Press.

Riessman, C.K. (1989). Life events, meaning and narrative: The case of infidelity and divorce. *Social Science & Medicine*, 29, 743-751.

Riessman, C.K. (1990). Strategic uses of narrative in the presentation of self and illness: A research note. *Social Science & Medicine*, 30, 1195-1200.

Robinson, I. (1990). Personal narratives, social careers and medical courses: Analyzing life trajectories in autobiographies of people with multiple sclerosis. *Social Science & Medicine*, 30, 1173-1186.

Sandelowski, M., Holditch-Davis, D., & Harris, B.G. (1992). Using qualitative and quantitative methods: The transition to parenthood of infertile couples. In J.F. Gilgun, K. Daly, & G. Handel (Eds.), *Qualitative methods in family research* (pp. 301-322). Newbury Park, CA: Sage.

Sandelowski, M. (1995). Sample size in qualitative research. *Research in Nursing & Health*, 18, 179-183.

Sandelowski, M. (1998). Writing a good read: Strategies for re-presenting qualitative data. *Research in Nursing & Health*, 21, 375-382.

Strauss, A., & Corbin, J. (1990). *Basics of qualitative research: Grounded theory procedures and techniques*. Newbury Park, CA: Sage.

Toolan, M.J. (1988). *Narrative: A critical linguistic introduction*. London: Routledge.

Van Manen, M. (1990). *Researching lived experience: Human science for an action sensitive pedagogy*. Albany: State University of New York Press.

White, H. (1980). The value of narrativity in the representation of reality. *Critical Inquiry*, 7, 5-27.

Wiener, C., Strauss, A., Fagerhaugh, S., & Suczek, B. (1997). Trajectories, biographies, and the evolving medical technology scene: Labor and delivery and the intensive care nursery. In A. Strauss, & J. Corbin (Eds.), *Grounded theory in practice* (pp. 229-250). Thousand Oaks, CA: Sage.

論文の解説

　この論文の中でサンデロウスキー先生は，研究方法論の選択，質的方法（サンプリング，データの収集・分析の手法など）の選択，研究結果の示し方など，質的研究の多くの意思決定過程において，時間的な要素が重要な役割を果たしていることを論じています．

　一口に質的研究と言っても，質的方法に関係する研究のパラダイムに応じてさまざまな方法論があり，主に追究しようとする課題も方法論ごとに異なります．例えば，歴史的研究では「過去」が，ナラティブ研究では「過去-現在-未来」が，批判理論研究では「歴史が媒介する支配の構造」が，グラウンデッド・セオリーでは「変化の理論化」が，現象学的研究では「生活世界の実存」が，それぞれの方法論において追究する中心的課題です．各方法論におけるこうした中心的課題の違いは，基本的に，人間の生が時間とともにどのように形づくられるかということに対する考え方の多様性の反映であることを，サンデロウスキー先生は教えてくれています．すなわち，歴史学では過去の出来事を記述・整理・解釈することによって「全体の時間」を追体験することを試み，ナラティブ研究では「時間のコンテキストの中で常に変わりゆく自己」のありようを追究することを試み，批判理論研究では「時間の政治学」に取り組むことを試み，グラウンデッド・セオリーでは「出来事が時間の中で，時間とともに生じるプロセス」を明らかにすることを試み，現象学的研究では「生きられた時間」を省察することを試みているのです．質的研究を行なおうとする人は，こうした研究方法論ごとに異なる人間の生のとらえ方と時間との関係性を知り，かつ自分が明らかにしたい現象と時間との関係性を吟味することによって，どの研究方法論が自分の研究にふさわしいかが見えてくることでしょう．

　こうした学問的な視点だけでなく，質的方法の選択においても時間が重要な役割を演じることをサンデロウスキー先生は指摘しています．まず，私たちは研究デザインを選択する時点で，その研究の焦点を時間軸のどこに当て

るのかを熟考します．「横断的デザイン」では 1 時点での出来事と他の出来事とを比較する「共時的分析」が，「縦断的デザイン」では一定の時間の流れの中で生起する出来事とその前後の出来事とを比較する「通時的分析」が，それぞれ行なわれますが，どの方法をとるにしても，時間の切り取り方によって知り得る現象の形が異なってくるという認識をもつことは，「文脈的に豊かな生の解釈」を生み出すための鍵となることが，Bailey による研究の例からうかがい知ることができます．

　こうした研究デザインにおける時間の切り取り方の検討は，視点を変えれば，サンプリングの基準を熟考することでもあります．時間によって切り取る出来事を，「現象の差異」の最小から最大までの振れ幅のどこに位置づけるかを決める際に，時間の概念が大きく関わってきます．通時的分析を目指す「縦断的デザイン」では「現象の差異」は最大となり，共時的分析を目指す「横断的デザイン」では最小となりますが，「横断的デザイン」をとりつつ，サンプリングの基準に幅をもたせること（例えば研究参加者の属性に多様性をもたせるなど）によって「現象の差異」を拡げようとする試みは，既存の質的研究でよく見られます．

　データの収集方法を検討する際にも，時間の概念は重要です．同じ研究参加者に複数回のインタビューを用いる際，その計画には次の 2 つの理由のうちどちらかが存在する可能性があることをサンデロウスキー先生は指摘します．1 つは「時間の経過に沿って出来事を追って行くため」，もう 1 つは「最初のインタビューから得たデータを検証するため」です．前者は，語るという行為が同じ出来事に対する新しい語りを生み出すという考え方を前提とするものであり，一方で後者は，語るということが次に語る内容にいかなる変化も起こさないという考え方を前提とするものです．つまり，この 2 つの理由は互いに相反する前提を基調としているので，研究者は，自分の研究がどちらの前提に基づくのかを考え，その上で，その前提と矛盾しないようにインタビューの回数やタイミングを計画することが必要となります．

　この論文は，軌跡モデルやストーリーライン・グラフなど，時間的要素に着目しながら質的データを収集・分析するための技法を紹介していることでも目を引きます．軌跡モデルは疾患をもつ人の「生の軌跡」を考慮しながら

サンプリング単位を選別する上で，ストーリーライン・グラフは質的データを収集し分析する際に「1人ひとりの生の形を理解し，そして多くの生の形を比較するのに大きな潜在的価値」をもっています．

　「時間と再現」の節では，質的研究の結果を提示する仕方に時間的要素が大きく関係していることが説明されています．つまり，これまでの学術論文は研究の進行プロセスに沿って，いわゆる「序論，方法，結果，考察」のIMRAD型式（Introduction, Methods, Results, And Discussion）で示すように意図されていましたが，質的研究とは本来このような自己規制をせず，研究参加者もしくは研究者の時間の中で対象となる現象を再現するものだとサンデロウスキー先生は言います．例えば，研究参加者の人生の中で出来事が起きた流れに即して結果を示すにしても，研究者が再構成した結果を並べるにしても，そのような「論文を時間的に形づくっていく」営みが，質的研究においては「対象となる経験の理解を形づくる」と考えられるのです．

　この指摘は大変重要ですが，このような発想のもとに生み出されたと考えられる質的研究論文は，従来の学術論文の域を出ない論文に比べると，ごく少数であると思われます．既成の枠を超えて，質的研究に許されている自由な「生の時間的形状」を論文として形づくることが，私たちには求められているのでしょう．

Key Question 6
逐語録を作成するとき，研究者が取り組むべき課題とは？

　インタビューを実施した質的研究論文の「データ分析方法」の説明文の冒頭は，たいてい「インタビュー内容を踏まえて逐語録を作成し……」との一文から始まります．逐語録の作成は，質的研究者にとってごくありふれた行為のように見えます．そのためか，逐語録の作成にあたって研究者がどのようなことを考え，どのような役割を果たしたかといったことが問われることは，通常ありません．
　しかし，誰が実施してもみな同じ逐語録が仕上がるかというと，そうではありません．インタビューの様子がありありと再現され，読みやすく整理された，あるいは分析しやすく処理された逐語録もあれば，まったくそうではない逐語録もあることは，質的研究の経験を積めば積むほどわかることでしょう．逐語録の作成スタイルが，研究結果の質を左右するという事実を知れば，どんな人でも逐語録の作成に無関心ではいられなくなるはずです．
　そもそも，質的研究において逐語録とはどのような働きをし，逐語録を作成するという行為は研究者に何をもたらすのでしょうか．日本の看護学において質的研究が盛んに行なわれるようになり，方法論や質的データの分析法などに人々の視線が集中する一方で，これほどまでに注目されてこなかったことはないと言っても過言ではないくら

い，逐語録や逐語録作成の本質論の追究はなされてきませんでした．それが，質的データ分析の出発点であり，研究目的を推し進める上で重要な役割を担っているにもかかわらず，です．

　こうした逐語録をめぐるお寒い事情は日本だけでなく，海外においても同様です．しかし，サンデロウスキー先生は，今から20年も前に逐語録の作成に関する論文を発表し，質的研究を行なう看護学研究者に重要な示唆を与えていました．遅ればせながらもしっかりと，私たち日本の看護学研究者はこの論文から学び取りたいと思います．では，サンデロウスキー先生の話に耳を傾けてみましょう．

Key Question への回答 6

逐語録の作成に必要なのは，逐語録の意味に対する確かな理解です

逐語録の作成について[6]

「データは一語一語そのまま文字に起こされた」——インタビューを用いた質的看護研究論文の「方法」の章で、こういった表現、もしくはこれに似た表現をよく目にする。質的研究でインタビューを録音し、それを文字起こしすることは珍しくないが、逐語録の作成というプロセスにはまだほとんど注意が払われていない（DeVault, 1990; Ochs, 1979）。このプロセス、逐語録そのものの性質、そして、研究の目的を推し進める逐語録を作成するために看護学研究者が考えるべき課題が、本論文で取り組むテーマである。本稿で考察される問題の多くは、インタビューのビデオ録画にも当てはまるが、「現実」を再生産する努力にはそれぞれに固有の問題があり、他の研究で論じられていることも指摘しておく（Bottorff, 1994）。

■ 逐語録の存在論 ■

「逐語録の作成（transcription）」とその産物である「逐語録（transcript）」は、"ことば"としては似ているが、その中身は相反するものである。逐語録は、言葉や音声を正確に書き写したもの、つまり、正確な複製と定義され、「記録の正確さ」（cf. Becker, 1986, p.273）が（写真のように）あると見なされている。つまり、逐語録には裁判記録のように、正式な地位があると考えられている。その一方で、逐語録の作成は複製する対象を別の新しい形へと変えていく（口頭での記録を文書に変えていく）プロセスである。ただし、その新しい形はもとのものを部分的に表わすものであって、完全に同じものではない。ここで言う逐語録の作成とは、一語一語を忠実に文字起こしすることではなく、言葉を取捨選択してアレンジすることである。

つまり研究者は（逐語録の作成者として、もしくは逐語録の作成者への指示を通して）、録音されたやりとりについて残すことができる範囲内で、インタ

---

[6] Sandelowski, M. (1994). Notes on transcription. *Research in Nursing & Health*, 17, 311-314.（© 1994 John Wiley & Sons, Inc.）

ビューのどの部分を文字にするべきかを選ぶのである．Mishler が述べているように（1986），話し言葉に見られる特徴——声の高低，声量，アクセント，速度などの変化——は，それを正確に表わすと逐語録が読みにくくなってしまう．さらに研究者は，顔の表情や身体の動きなどのインタビュー中に観察された（そして，フィールドノーツに記載された）非言語的特徴や，ため息，笑い，泣き叫びなどの付随的な音声などから，何を残し，それをどのようにテキストに表わすかといった問題に関する決定（意識的，あるいは無意識的になされる）を操作しながら，インタビューでの特徴的な内容を配列していく．

　これらは，分析の性質と方向性に直接影響を与えることから，きわめて重要な選択である．一見無難な句読点の選択でさえ，語句を結びつけたり，区切ったり，また，語句を強調したりしなかったりという機能がある．こういった句読点の打ち方ひとつをとっても，語りの内容を正確にとらえているようで，実は誤って伝えてしまうこともあれば，データの分析にミスが生じることもある．例えば，セルフケアに関する質問に答えて，ある女性は「茶を飲む，食事を正しくとる，横になって（足を上げて）休む」などの項目を挙げて答えた．ここでの問題は，彼女の意味するところが正しく記録されているかということだ．例えば，「横になって（足を上げて）休む」は，「身体を休めて，それから横になる（足を上げる）」のか（この場合は，2つの異なる行為が意味される．足を上げることは休むための行為ではなく，何か別の意図がある．例えば，浮腫の軽減のように），もしくは「足を上げて休む」のか（この場合は，足を上げることを休む手段，もしくは休むことの要素と考えていたことが暗示される）の2つに解釈できるからである．また，「でしょ」，「あのね」などの一見意味のないつなぎの言葉を編集で削除すると，意味のある，そして分析的に有用な情報を削除しかねない（Blauner, 1987; De Vault, 1990）．インタビューから逐語録を作成し，その逐語録を実際の録音とそのインタビューについての記録（フィールドノーツに保存されている）と突き合わせてチェックすることは，質的研究のデータ準備には必要不可欠であるが，それは，何が語られたかを正確に表わすだけでなく，それがどのように語られたかを描写する手間のかかる作業となる．

　逐語録は写真のように「そこにある」何かをとらえるが，すべてをとらえるものではない．そして，また，そのとらえた何かを変えてしまう．したがっ

て，逐語録の存在論は，実在論的であり構成主義的である．ひとたび，インタビューから逐語録がつくられると，逐語録そのものはたいてい独自のリアリティーを帯びてくる．同時に，語りと，それに耳を傾け，何を記録するかを決める記録者との間の相互作用から構成されるものでもある．逐語録は研究者にとって生データとなるが，インタビューデータは本当の意味で決して「生」ではない．むしろ，ある特定の社会的な相互作用（研究のためのインタビュー），そして個人の体験を言葉で表現してまとめていくナラティブ的構成の産物なのである．

　全体をとらえることができないゆえに，逐語録の作成は現実を変えてしまう．逐語録がつくられるまでに，そこに残されることになっている原体験は，語りそのもの行為の中で，記録の中で，そして，逐語録を作成するプロセスの中で，すでに変えられている．最終的にプリントアウトされた逐語録——これが生のデータである——は，実際の語りそのものではない．つまり，それはすでに部分的に加工されている変形物である．表示しようと意図されたもの，いわゆる混ざりもののない純粋な現実からは離れている．

■ 役に立つ逐語録を作成する ■

　文字による記録は研究者のデータであり，役に立つ逐語録はもちろん入念に選ばれたものである（Ochs, 1979）．どのような逐語録を作成すべきかについて，つまり，何を残して，何を捨てるか，捨てなくてはならないかについて，情報に基づく選択をするために研究者が考えるべき問題がいくつかある．

　第1の問題は，「逐語録は研究に必要なのか」である．すべての質的研究で，インタビューの逐語録が必要とは限らない．逐語録の作成には高い経費がかかる．1時間のインタビューにつき，熟練のタイピストでも3時間半程度の時間が必要である．この作業の料金は，時間あたり15〜20ドルと高くつく．そこで，インタビューの目的が，例えば，ある人がどのようにある病いに対処したかといったことの情報を得るためだけなら，インタビュー終了後に，インタビューの間に取っておいたノートや，インタビューの音声記録から，研究者が必要な情報を要約するだけで十分である．

　ただし，ここで注意すべきことがある．ICレコーダーのような録音や逐語録作成用の機器が安価で入手でき，日常的にかなり頻繁に使用することで，よ

いデータと考えられるものの水準が高くなった．そこで，こういった機器を使用しないインタビューは少なくなってきている．こういった機器は，それを使わない場合よりも，インタビューについてより多くの内容を保存することから，より多くの「生データ」が作成される．収集したデータをすべて説明する必要があることから，分析のプロセスでデータの一部を無視しても支障がない理由を述べるためにも（自分自身にも，また他の研究者に対しても），研究者の作業は増えてしまうが，これらの機器は，監査のために，インタビュー中の出来事についてより忠実なデータを生み出すことができる．そのことで，オーディットトレール（データ処理の内容を追跡調査できる記録）(Rodgers & Cowles, 1993) がより完全なものとなる．その意味で，要約されたノートでは生データとしては十分でなく，記録資料とならないように見える．確かに，技術革新は人間の能力を広げると同時に狭めているのだが，録音機器への依存により，以前に比べると，インタビュアーがインタビューの途中，もしくはそのすぐ後でノートに記録する能力がかなり落ちてしまっているようだ．さらに，研究者がインタビューの中で何が分析的に重要なのかを前もって知ることができないことも多い．そこで，逐語録の作成が必要だと思われる場合には，可能ならいつもインタビューを録音しておくことが賢明であるように思える．

第2の問題は，「逐語録の作成が要求される場合，インタビューのどのような特徴が（可能な限り）残されるべきか，そしてどの点を削除しても大丈夫か」である．研究者には，自分が目指す研究成果について明確な意図があるはずであり，それゆえ，研究者はその結果を生み出すデータをつくり出す．例えば，意図した結果がグラウンデッド・セオリーなら，逐語録に残されなければならない最重要項目は，その情報内容である．継続的比較分析においては，インタビューデータの情報内容のほうが，その作成過程よりも強調される．それは，コミュニケーションの手段としての言語という見方に基づいており，語られた出来事と経験された出来事の間の対応という前提がある．

ここでもまた注意すべきことがある．分析のためにインタビューの情報内容が残されることだけが要求されたとしても，インタビュアーか回答者のどちらが一連の語りを始めたのか，もしくはあるフレーズを最初に用いたのかといった点を記録しておくことは重要であろう．そのことで，情報や，情報の顕著な部分が誤った人に起因するというミスは起きないだろう．

それに対し，意図した結果が，インタビューデータが有するナラティブ性のある側面を解釈するものである場合（そして，ナラティブ性が異なるナラティブの伝統において非常に異なる意味をもつ場合），会話の順序，出来事を語る順序を含む話し方のパターン，そして，話し始めのつまずきや，話の区切りなどの特徴が記録される必要があろう．「私」を用いているか，「私たち」や「二人」を用いるかは（もしくは，1人の話し手の文がもう1人の話し手によって完結するなど），夫婦間の意思疎通のパターンを知る重要な手がかりとなろう（Veroff, Sutherland, Chadiha, & Ortega, 1993）．インタビューデータのナラティブ分析では，データがどのようにつくられたか，そしてそれらの分析がどのように言語をそれ自身解釈的な構造とする見方に基づいているのかが強調される．経験されたものとしての出来事と，語られたものとしての出来事との間にはギャップが存在すると考えられている．（研究の目的としてのナラティブ研究と，現象学的記述，グラウンデッド・セオリー，もしくは，尺度開発といった他の研究目的に役に立つナラティブの収集に関する混乱はまだ存在している．実際はインタビューデータを集めただけなのに，研究者の中には，ナラティブ研究を行なっていると主張する人もいる．たしかに，インタビューデータにはナラティブが含まれることは多いが，そのデータについて，ナラティブ分析でなはく，一般的に行なわれている内容分析，もしくは，継続的比較分析を行なっている場合もある．）

　現象学的記述，エスノグラフィックな記述，グラウンデッド・セオリーの研究結果のような，さまざまな研究目的を混合することが，結果の完全性や信頼性を向上させる手段として提案されているが，同一研究の中で，同じ主題について，これら3つの目的すべてを推し進めるようなインタビューを行なうことが可能かどうかについては議論の余地がある．現象学的記述の目的のために行なわれたインタビューは，グラウンデッド・セオリーの目的のために行なわれたインタビューとは同じではないので，このように異なる方法を考慮せずに一緒に使ってしまうことは，学問上の疑問を起こさせるだけでなく，逐語録の作成を行なう上でも問題を引き起こす．つまりこういった目的の1つひとつは，インタビューそのものと同じ特徴を残すことを要求しない．したがって，このような混合，すなわち「方法論的な反正当性（methodological heterodoxy）」(Thorne, 1991, p.195) が要求されるなら，それは，扱うのが難しい表

記法に満ちている（そしてそれゆえに，違いがはっきりしないという理由で使えない）逐語録となることを意味するだろう．あるいは，少なくとも，同じインタビューに1つ以上の逐語録が必要となるかもしれない．

第3の問題は，「どのような表記法が用いられるべきか」である．いかなるシステムにも，休止の長さ，出だしの失敗，中断，声色の変化など，残しておく特徴を示す記号の一貫した使用が当然のことと考えられている．こういった記号の一貫した使用は，分析者がインタビューの内容から離れれば離れるほど，非常に重要になってくる．例えば，ダッシュ記号（—）が中断を意味するのか，聞こえなかった語句，あるいは休止を表わしているのか，この記号が1つのことのみを常に意味するように使われていなければ，それを思い起こすのは難しいだろう．このことは，もはや簡単には思い出すことのできないインタビューで収集したデータに戻ろうとしている研究者，他の研究者が収集したデータの分析，もしくは二次分析を行なおうとする研究者，あるいは，データ録音をすべて消去してしまったところで，データの分析を行なおうとしている研究者にとってはことのほか問題となる．

社会科学の分野における文献，とりわけ言説分析，会話分析，音声分析を重視する分野の文献は，看護研究に有用な表記システムの例を提供している（Mishler, 1986; Ochs, 1979; Riessman, 1993）．そこには，休止の長さ，語りが重なる部分，自己中断，イントネーション，聞こえるが理解不能な音声，会話の交代といった言語的事象を示す表記法，そして，姿勢，視線，そしてジェスチャーなど，フィールドノーツに記録される非言語的な出来事が含まれている．逐語録におけるこのような特徴をとらえるには，ページの書式設定で新たな表記法が求められよう．

最後の問題は，「研究者の分析そのものに加え，逐語録はどのような目的に寄与するか」である．この目的は，逐語録の作成スタイルまで決定することになる．例えば，生データは，共同研究者間，および研究参加者によるチェックや専門家による査読に用いられることがある．この目的のために逐語録はどのような形をとるべきかを決定するには，実際的な判断のみならず，倫理的な判断さえも必要とするだろう．過度に記号が用いられた逐語録は共同研究者や査読者によるレビューを妨げることがあり，また，ある行動を示す表記が，その行動を見せた人々に対して無神経だと思えることもあろう．したがって，研究

プロセスの査定や研究結果の信頼性の証明に関わる多様な読者に逐語録を提示する前に，研究者は，逐語録のより「新しい」版から余計な記号などを削除する，つまり他の研究者に理解不能な要素をカットしておく必要があるだろう．

さらに，データ保護に関する法律（Akeroyd, 1992）に加えて，データを保存し，同時に守秘義務を保証する二重の要求は，究極的にはインタビューの逐語録の性質に影響を与えかねない新たな手順上の問題，および倫理上の問題を生み出すことになろう．重要なことは，いかなる逐語録も（インタビューのものであれ，研究者によって作成されたフィールドノートであれ），データをつくり出すときに研究者を拘束する，異なった興味関心をもつさまざまな人々の目にさらされる可能性があるということだ．

■ 結論 ■

逐語録作成のプロセスから，研究者は，自らの研究についてはっきりとした目的意識をもち，そしてプロセスそのものには，「理論」（Ochs, 1979）と倫理が暗黙のうちに存在することを認めざるを得ない．DeVault が言うように（1990），逐語録作成のプロセスは研究参加者自身の言葉をとらえることの重要性を強調すると同時に，それらの言葉の編集者，翻訳者，そして解釈者としての権威を研究者に与えている．逐語録が正確で役立つものとなるのは，その構成された現実を研究者が理解し，また，記録されるべきインタビューの内容について研究者が選択できることを自覚し，さらに，その選択のプロセスに影響するような逐語録の使い方があるという点を研究者が理解している場合である．

文献

Akeroyd, A.V. (1992). Personal information and qualitative research data: Some practical and ethical problems arising from data protection legislation. In N.G. Fielding & R.M. Lee (Eds.), *Using computers in qualitative research* (pp. 89-106). London: Sage.

Becker, H.S. (1986). Do photographs tell the truth? In H.S. Becker, *Doing things together: Selected papers* (pp. 273-292). Evanston, IL: Northwestern University Press.

Blauner, B. (1987). Problems of editing "first-person" sociology. *Qualitative Sociology,* 10, 46-64.

Bottorff, J.L. (1994). Using videotaped recordings in qualitative research. In J.M. Morse (Ed.), *Critical issues in qualitative research methods* (pp. 244-261). Thousand Oaks, CA: Sage.

DeVault, M.L. (1990). Talking and listening from women's standpoint: Feminist strategies for interviewing and analysis. *Social Problems,* 37, 96-116.

Mishler, E.G. (1986). *Research interviewing: Context and narrative.* Cambridge: Harvard University Press.
Ochs, E. (1979). Transcription as theory. In E. Ochs & B.B. Schieffelin (Eds.), *Developmental pragmatics* (pp. 43-72). New York: Academic Press.
Riessman, C.K. (1993). *Narrative analysis.* Newbury Park, CA: Sage.
Rodgers, B.L., & Cowles, K.V. (1993). The qualitative research audit trail: A complex collection of documentation. *Research in Nursing & Health,* 16, 219-226.
Thorne, S.E. (1991). Methodological orthodoxy in qualitative nursing research: Analysis of the issues. *Qualitative Health Research,* 1, 178-199.
Veroff, J., Sutherland, L., Chadiha, L., & Ortega, R.M. (1993). Newlyweds tell their stories: A narrative method for assessing marital experiences. *Journal of Social and Personal Relationships,* 10, 437-457.

論文の解説

　サンデロウスキー先生は，論文の冒頭，「逐語録の作成」とその産物である「逐語録」とを分けて論じています．そして，「逐語録」とは通常，言葉や音声の正確な複製と定義され，「記録の正確さ」があると見なされているが，一方の「逐語録の作成」の実態は「複製するものを別の新しい形へと変えていくプロセス」であるため，その産物である「逐語録」もその実，もとのインタビューの内容と完全に同じものではないことに注意を喚起しています．そして，研究者が「逐語録≠正確な複製」であることを深く認識した上で，「逐語録の作成」という，記録されるべき言葉を選択する作業に取り組むことが，分析の性質と方向性に直接影響を与えることを，この論文で示しています．

　インタビューのどの部分を文字にするか，非言語的特徴から何を残してどのように文字にするか，句読点をどこに打つかなど，逐語録の作成のプロセスで生じてくるさまざまな意思決定は，すべて研究の目的を推し進めるために重要な選択です．さらに，作成された逐語録を実際の録音やインタビュー時のメモと突き合わせてチェックすることも，何が語られたのか，それがどのように語られたのかを「描写する」うえで欠かすことはできません．

　サンデロウスキー先生は，「逐語録の存在論は，実在論的であり構成主義的である」と述べています．すなわち，逐語録は「そこにある」何かをとらえるという意味で確かに「実在論的」ですが，逐語録はまた，語りとそれに耳を傾ける記録者との間の相互作用によって構成されるという点で，また，構成されたそのものが新たに現実を変えてしまうという意味で「構成主義的」でもあります．私たちが「生データ」と呼んでいるものは，「実際の語りそのものではな」く「表示しようと意図されたもの」であり，「純粋な現実から離れている」ものだと言えるのです．

　役立つ逐語録を作成するにあたり，研究者が考えるべき問題と，それに対する可能な説明が4点挙げられています．1点目は「逐語録は研究に必要な

のか」，2点目は「インタビューのどのような特徴が残されるべきか，どの点を削除しても大丈夫か」，3点目は「どのような表記法が用いられるべきか」，4点目は「研究者の分析そのものに加え，逐語録はどのような目的に寄与するか」です．

とりわけ2点目の，「インタビューのどのような特徴が残されるべきか，どの点を削除しても大丈夫か」という問題は，データの性質に直接影響を与える問題であるため，逐語録の作成において特に重要だと思われます．話をわかりやすくするためにサンデロウスキー先生は，グラウンデッド・セオリーとナラティブ研究という2つの対照的な例を挙げています．グラウンデッド・セオリーにおいて逐語録に最も重視されるのは「情報内容」です．というのも，グラウンデッド・セオリーの理論的前提には人々によって「語られた出来事」と「経験された出来事」の間に溝はなく，語りは人々が経験した内容を伝えるコミュニケーション手段としてとらえる実証主義的な言語観が横たわっています．そのため，グラウンデッド・セオリーで遂行される継続的比較分析においては，人がどう語ったかという過程よりも，何を語ったかという内容が強調されるのです．一方，ナラティブ研究においては，内容のみならずその内容を伝える言語それ自身が解釈の対象であるという構成主義的な理論的前提があり，「語られた出来事」と「経験された出来事」の間にはギャップが存在すると考えられています．そのため，人が何を語ったかという内容よりも，会話の順序，話し方のパターンなど，どう語ったかという過程が強調されるのです．

このように，質的研究の方法論によって言語とは何か，実在するとはどういうことかということに対する考え方はさまざまであり，逐語録を作成する際には，それらの考え方に即してインタビューデータを構成する必要があります．そうして慎重に作成された逐語録は研究者に深く多面的な分析や解釈を可能にし，それぞれの方法論を通して研究者が意図した結果を生み出すデータソースとなります．

逐語録の存在論，すなわち逐語録の存在意義や逐語録のもつ実在論的であり構成主義的な特徴を理解することによって，研究者は「正確で役立つ逐語録」をつくり出すことができるのです．

Key Question 7

生データをなぜ，どのように引用する？

　Key Question 6 で取り上げた逐語録作成の方法論に並び，質的研究方法に関する文献において取り上げられることの少ないトピックスだと言えるのが，生データの引用の方法論です．質的研究の報告ではほとんどの場合，研究参加者の言葉が引用されますが，引用にはどのような機能があるのか？ 何を，どのようなときに，どのような方法で引用するのがよいのか？ と改めて問われると，答えに窮する人が大半ではないかと思います．実のところ私は今までそうした質問を投げかけられたことは少なく，難を免れてきましたが，そうした質問が少ないのも，「研究方法の文献にも取り上げられないくらい些細なことなのだろうから，わざわざ人に聞くまでもないことだ」と多くの人が思ってしまうからではないでしょうか．その結果として，私自身がそうだったように，引用の基本を理解しないまま，先輩たちの書いた論文を読み，見よう見まねでやり過ごしてしまっているのかもしれません．

　しかし同時に，これもまた高い頻度で出くわすのが，不適切と思われる引用です．同じような内容の引用を列挙すること，さまざまなことが語られている冗長な引用，文脈にそぐわない引用，その引用が何を意味しているかを説明しないで引用だけを提示してしまうことな

ど，不適切と思われる引用には多種多様なものがあります．論文指導や査読の際に「この引用は適切とは言えない．こうするとよいのではないか」とコメントしますが，それは引用とは本来どうあるものなのかという観点での議論ではありません．そのため，コメントされた人は指摘された点を直すことはできても，なぜそれが不適切なのかを理解しがたいために，きっと別の機会に同じことを繰り返してしまうのだろうと思います．

　こうしてみますと，生データの引用の方法論は決して些細なことではありません．引用の適切性は何によって推し量られるのか，そもそもなぜ論文に引用が必要なのかといった引用の方法論は，質的研究論文を書く人に同じ過ちを繰り返させないという意味で重要であるばかりでなく，おそらくは研究自体の価値を高めることにも貢献することでしょう．質的研究の引用についてサンデロウスキー先生はどのように述べているのか，尋ねてみましょう．

Key Question への回答 7

生データの引用は質的研究論文の学術的な価値と美的な価値の両方に貢献します

質的研究における引用[7]

あなたは，他人の言葉や文章を引用するときに，その表現を勝手に変えてしまうタイプの人ですか？［中略］人が話したことは，たとえ，それがひどい言葉づかいでも，リズムのない話し方でも，適切な言葉でなくとも，もしくは，その人が本当に言いたいとあなたが知っていることを正確に語っていなくとも，人の言葉を引用するときには，その人が語った通りにそのまま報告すべきだと，私は思っていたのです．しかし，ハロルドは，私以上に表現を変えることはお手のもので，そういった自由があると信じていました．ハロルドは，逐語録やファイルの中から重要な箇所を見つけ出しては，そこで言われていることをしっかりと伝えましたが，その他の部分は好きなように変えていました．ですから，ハロルドの引用には，つまり，彼の物語には，物事の真相を見抜く深い洞察力，機知，勢いがあり，そして，華麗さすらうかがえるものでした．［中略］ハロルドが自由にやればやるほど，結果はうまくいったのです．その自由な態度がハロルドに与えたものは独特のスタイルと言葉の鋭さ……［後略］(Shreve, 1992, p.61)．

　質的研究の方法に関する文献では，「論文執筆術のエコロジー」(Howarth, 1990) に新たな関心が集まっているが，これは，「論文執筆のスタイル」(Lofland, 1974)，研究の結果，そして研究の「レトリック」(Gusfield, 1976; Hunter, 1990) が，現実の独特な見方をどのように生み出しているか——反映しているかというよりも——について新たな評価を示すものである (Richardson, 1990; Templeton & Groce, 1990)．いわゆる客観的な科学論文でさえ，「記述と創造，客観的観察と主観的意見，選択的な記録，修正，そして細部の隠蔽が入り混じって」(Graham & Oehlschlaeger, 1992, p.5) いる．書くことはそれ自体，今日では，社会科学の文献において，「研究の方法」として持ち上がってきており，そこでは「形式と内容は分けられない」(Richardson, 1994, p.516)．したがって，論文の完成原稿をチェックする際には，その内容だけを

---

[7] Sandelowski, M. (1994). The use of quotes in qualitative research. *Research in Nursing & Health*, 17, 479–482. (© 1994 John Wiley & Sons, Inc.)

見るのでなく，論文の構成や「テキスト以外のこと」(Graham & Oehlschlaeger, 1992, p.5) にも注意しなくてはならないという点が新しい課題となっている．つまり，「テキストに何が書かれているか」のみならず，「テキストから何が読みとれるか」(Templeton & Groce, 1990, p.42) も考慮しなくてはならないということだ．「質的研究論文を書き上げる」(Wolcott, 1990) ことの美的センスと方策，駆け引きへの新たな関心から，研究者が論を展開するために用いる独自の手法への注目が要求されている．

こういった手法の1つが引用である．研究参加者の言葉を引用することは，質的研究の報告によく見られる特徴である．（私は，ここで「報告」という語を包括的な意味で用いている．つまり，研究者が「発見した」ものを発表することを目的とした，質的手法による研究の口頭，もしくは文書によるすべての発表を指している）．質的研究のインタビューデータの提示において引用は重要であるにもかかわらず，引用の技法は研究法に関する文献ではほとんど扱われていない（Blauner, 1987; DeVault, 1990）．そこで，この技法について，本稿で検討してみたい．

冒頭に引用した小説に出てくるハロルドとは違って，質的研究者には，人の語りを勝手に脚色したり好きなように変える自由はきわめて少ない．逆に，質的研究者には，人が実際に語ったり意味したことをそのまま報告する義務が課されている．質的研究の報告で引用をするときに，研究者は，学術的な報告のために守るべきことと美的な自由との間で適切なバランスを取ることが要求される．研究報告では，真実性こそが，引用に最も大切なものだが，「読む人の心を動かす力」(cf. King, 1992, p.8) となるものは美しさである．引用を巧みに使うことで，執筆者は研究報告の記録としての価値と，美的な価値を高めることができ，それによって，そうでなければ聞こえてこなかったかもしれない人々の声により多くの注目を集めることができる．引用は，個別性に「特権を与え，一般性の中での多様性を形にする」(Richardson, 1990, p.40) のである．

■ 引用の機能 ■

研究参加者の言葉を直接引用することには，質的研究から得られた結果の提示において，さまざまな機能がある．このような引用は次のように用いられる．研究者が強調したい点（解釈，主張，結論）のエビデンスを提供する．あ

るアイディアについてより具体的な例を説明したり挙げたりする．引用された研究参加者の考え，感じ，あるいは気分を示す．気持ちや気分を呼び起こす．読者に研究報告への反応を引き起こす．引用は，経験の微妙なところを明らかにし，引用を読んだり聞いたりする人に他者の経験を自分が体験しているように感じさせることすらある．他者の経験に可能な限り近づいていくことが，質的研究，そして看護研究の中心となる目標である．引用は，「語る人を曖昧にしてしまうのではなく，むしろはっきりと個性を与えて，データ化していく」（Howarth, 1990, p.109）ことに役立っている．

　Weiss によると（1994, p.191），引用は，研究者が言ったことが「正しい」ことのエビデンスとして存在し，「研究参加者の視点の理解を促進する」ことで，研究参加者との「一体感を育んでいく」．引用は，個々の現象を表示する，つまり現われるそのままの姿で「一般的現象の個別の型を示す」(Weiss, 1994, p.191）ために用いられる．この表示は，研究者の提示する結論の支持と，その結論の根拠となる言葉を語った研究参加者に対する感情を引き出すことに役に立っている．Balin（1988）は，「妊娠と出産の神聖な側面」と解釈した内容について，異なるさまざまな表現を例証するために引用を用いた．また，Fleury（1993）は引用を用いることで，尺度開発のために導き出した項目に「質的な意味」がどのように保持されるかを示した．

■ 引用の美学と倫理 ■

　逐語録を作成するプロセスと同じように，引用は選択と編集を含むプロセスである（Sandelowski, 1994; cf. Key Question 6）．研究者は，ある特定の目的のために，引用すべきかどうか，何を引用すべきか，どのように引用するかを決めなければならない．こういった選択の行為は美学と倫理の領域にあり，出版される論文の場合には，引用の表示スタイルや長さに関して各学術誌が指定する書式上の制約がある．このような制約は，引用文の長さ，1つのテーマや類型，作業仮説，パターン，プロセスの引証に用いられる引用の数，引用を文中に組み込むか，もしくはブロック引用（改行して1つの段落として引用する方法）するかなどについて制限を加えている．

　引用の技法には，研究者がどのような種類の論文を書こうとしているのかについて，研究者自身が明確な考えをもつことが要求される．語りをそのまま

示すことを強調する論文，もしくは，解釈についての記述と分析（Wolcott, 1994）を強調する論文は，より多くの引用がなされる傾向がある．研究者にとってさらに重要なのは，1つひとつの引用が満たそうとする，個別の具体的な目的を心にとどめておかなければならないことである．すなわち，引用の目的は，対象となる現象の研究者による概念化を引証することにあるのか（これは，グラウンデッド・セオリーの研究では，よくあることである），あるいは，「体験」のある側面を自分が経験しているように感じさせるためなのか（現象学的研究が本来的に目指す目標である）．言葉における「形式と内容の不可分性」（Blauner, 1987, p.50）は認めても，経験されたものとしての生（a life-as-experienced）と語られたものとしての生（a life-as-told）との間にある避けられない隔たり（Bruner, 1984）を前提として，この引用は，ある経験の内容と，その経験を表現するスタイルの両方を伝えることを意図しているのか，もしくはその一方なのか．

　引用によくある誤りは，文章を意味なく引用すること，つまり，想定される「厚い記述」（Geertz, 1973）を行なうためだけに引用することである．記述が「厚く」なるのは，情報が文化的コンテキストの中で解釈される場合であって，「多量のデータ」（Wolcott, 1994, p.13）によるものではない．そして，この多量のデータのせいで引用しすぎてしまう．その他の誤りとしては，ある考えを示すために1つ2つの引用で十分なときに，同じような内容の引用をしすぎることや，提示すべき内容とは関係のない引用をしたり，あるいは，執筆者が示したいと思う内容とは異なる引用をしたりすることなどである．

　引用が複雑なプロセスになるのは，人の語りの「まとまりのなさ」（DeVault, 1990, p.109）のためであり，これは，普通に言えば，書かれたものはこうあるべきだと私たちが期待するほどには，まとまりがなかったり，一貫性がなかったり，文法的に誤っていたり，また，テーマ的に焦点がずれていたりすることである．1つのトピックについて多くの語りが逐語録全体に散らばっていることはよくある．そこで，何を引用するかについて選択の必要性が出てくる．言いたいことの論旨を明らかにするために，研究者はしばしば，研究参加者の語りを整理する必要がある．したがって実際に語られた通りでなくとも，語や文を整理したり，まとめたりして，ナラティブ的手法の自由な言葉づかいで引用することもある．しかし同時に，研究参加者の語りが意味する内容が歪

曲されたり，誤って伝えられないように，研究者は努力しなければならない．研究者はたいていの場合，省略やカッコ書きなどの表記上の技法を用いることで，インタビューデータをある程度自由に表現することができる．

　さらに，研究者は引用しようと考えた言葉の中から何を残すべきかを決めなくてはならない．このためには2つの手法があり，その1つが「保存主義者」的な編集手法である．それには，研究参加者の表現のすべての要素を保存する努力がなされる．もう1つの手法は「標準化」手法であり，研究者が伝えたいと考える点からそれているように思える要素を取り除く手法である（Blauner, 1987; Weiss, 1994）．例えば，高学歴の研究参加者についてはその言葉を標準化し（文法ミスやその他のいわゆる標準的ではない話し方を取り除くこと），その一方で教育水準が高くない研究参加者の言葉をそのまま引用することは，正規の学校教育をほとんど受けていない人の信頼性と知能についてのステレオタイプ化された見方を助長する可能性がある．言葉を標準化することで，研究参加者の意味するところがより明確になることもあるのだが，同時に，話し手の特徴や情緒，そして感情までも伝える要素（例えば，「黒人英語」，女性の言葉遣い，出だしの失敗，中断）を消してしまうこともあり得るのだ（Blauner, 1987; DeVault, 1990）．

　確かに，ある言葉を引用する理由は内容そのものだけにあるのではなく，文体や調子も重要な要素であり，語のリズムや音，そして他にも，引用文が単に情報を伝えるだけでなく，美的な感覚を呼びさますような特徴などのさまざまな点が含まれる．引用ははっきりとしたイメージをつくり出すことができ，声に出して読んだときの聞こえ方から，話し手についての重要な何か——例えば，気が進まない様子，ためらい，容赦のなさなど——を伝えることができる．次の引用文は不妊症から逃れられないことを劇的に表現するだけでなく，読み手や聞き手の中に，語り手が感じている，わなにはまって逃れられないことへの気持ちを生み出している．

　　いつだって目の前にあるでしょ．それが，姪でも，甥でも，友達の赤ちゃんでもね．ショッピングセンターに行くでしょ，コンビニに行くでしょ，休みの日にどこかに行くでしょ，どこにいっても，赤ちゃんを連れた人を目にするでしょ．テレビでもそういうのを見るでしょ．そこで，どうしようって．無人島

にでも行って，1人ぼっちでいて，それで，そういうのを見ないようにする．だからさ，我慢しなくちゃいけないのよ．

　この引用文の価値は，主として「でしょ」という表現を何度も同じように繰り返しているそのリズム感にあって，この文が伝える情報的価値は二の次である．ここで述べられている内容は，簡単に言えば，不妊は避けるのが難しく，結局は我慢して受け入れなければならないということである．

　研究者は語り手が伝えたい内容と，引用が示し意味する内容についての研究者自身の考えの両方に忠実な引用の手法を選ばなくてはならない．これら2つの目標が一致することが理想である．語りをそのまま記述することと，ある程度の修正を加えることとの間で研究者がする「妥協」(Weiss, 1994, p.193) は，引用した人々の経験が読み手に理解でき，語り手に不利をもたらさない真実となるような，そして，研究者が最初にその引用を選んだ目的に適うような方向に向いていなければならない．

　研究者は，また，研究参加者の実際の言葉をそのまま用いることで，守秘義務が果たせるかどうかも判断しなければならない．このことが特に問題となるのは，サンプルサイズが小さく，研究参加者が選ばれた引用文の中でお互いに誰の言葉かがわかってしまいそうなときである．そして，それぞれの語り手が自分の語りだとわかる場合も，引用は問題となる．このような場合には，守秘義務という点から引用しないか，あるいは，引用をする前に研究参加者に承認を求めておくとよい．

　さらに研究者は，引用を用いることが研究に役立つものであって，のぞき趣味的な目的でないことを保証する必要がある．引用は，正しく用いて，語りを物語にすることができるが，決してセンセーショナルに表現するために用いられるべきではない．引用は，具体的に示すためのものであって，自己顕示のためのものではない．そして，引用によって注意が向けられる先は，語り手であって研究者ではない．

■ 引用の演出 ■

　質的研究の報告での引用はたいていの場合，研究者側の主張のエビデンスとして機能するが，引用それ自身は自明のものではない．研究者が犯すよくあ

る誤りは，引用の中で読者は何を見るべきか（もしくは，聴衆は何を聞くべきか）について説明を加えないで，ただ引用のみを載せてしまうことである．解釈の可能性は1つということはないので，読者のために引用には適切な説明が施されなければならない．読者も，そして聴衆も，なぜこの引用文を読み，聞いているのかをはっきりと納得しておくべきである．

　別のよくある誤りは，引用を載せる場所が適切でない，つまり適切に文脈に当てはめないことである．例えば，新たに乳がんと診断された女性のように，研究参加者がかなり同質的なサンプルからなる場合や，読者の理解を促進させるか，個々の引用の意味に影響を与えかねない特徴的な要素がない場合には，「ある女性は言った」だとか「別の女性は言った」と述べて引用を始めるのに大きな問題はない．つまり，ここで研究者が確信していることは，引用した女性が白人であり（黒人に対立するものとして），しこりを見つけたのは彼女自身であることが（医師によって発見されたことに対立するものとして），読者，あるいは聴衆に知られていることが，引用文の意味を変えてしまうことはないということだ．

　しかし，その研究参加者の女性のうちの1人が，自分が乳がんであることを知ったとき，どれだけ若かったのかということを，診断のタイミングについて何かを伝えるために研究者が選択した引用文の中で強調したい場合には，引用の導入部か，もしくは引用の後に加える説明として，語っている女性の年齢を加えることが，引用のより適切な演出となろう．サンプルが引用文と直接に関係のある要素と異なる性質をもつ研究では，引用した言葉の意味を完全に明らかにする要素の選択がより重要になる．要するに，個々の研究参加者を記述するために用いられるさまざまな情報から引用文を的確に文脈に当てはめることのできる情報を選択できる研究において，むしろそういった研究においてのみ，引用を効果的に演出できるのである．

■ 結論 ■

　まとめると，引用のプロセスには，経験的，倫理的，そして美的な領域において，考慮すべき内容が含まれている．引用は，研究の結果を立証し，研究報告を生き生きと描くために用いられ，それによって，学術発表の学問的な価値と美的な価値の両方に貢献している．引用を巧みに利用することが，質的研

究の発表の技能に寄与する一方で，引用の不適切な使用はその技を損ねてしまう．次の一節を読んで，引用のプロセスに当てはまるところがないか考えてみてほしい．

学（science）がなければ失敗する．技（craft）がなければうんざりさせる．芸（art）がなければ気に障る．(Tepper, 1989, p.171)

文献

Balin, J.(1988). The sacred dimensions of pregnancy and birth. *Qualitative Sociology,* 11, 275-301.
Blauner, B.(1987). Problems of editing "first-person" sociology. *Qualitative Sociology,* 10, 46-64.
Bruner, E.M.(1984). Introduction: The opening up of anthropology. In S. Plattner & E.M. Bruner (Eds.) *Text, play and story: The construction and reconstruction of self and society* (pp. 1-16). Washington DC: American Ethnological Society.
DeVault, M.L.(1990). Talking and listening from women's standpoint: Feminist strategies for interviewing and analysis. *Social Problems,* 37, 96-116.
Fleury, J.(1993). Preserving qualitative meaning in instrument development. *Journal of Nursing Measurement,* 1, 135-144.
Geertz, C.(1973). Thick description. In C. Geertz (Ed.), *The interpretation of cultures* (pp. 3-30). New York: Basic Books.
Graham, P.W., & Oehlschlaeger, F.H.(1992). *Articulating the Elephant Man: Joseph Merrick and his interpreters.* Baltimore: Johns Hopkins University Press.
Gusfield, J.(1976). The literary rhetoric of science: Comedy and pathos in drinking driver research. *American Sociological Review,* 41, 16-34.
Howarth, W.(1990). Oliver Sacks: The ecology of writing science. *Modern Language Studies,* 20, 103-120.
Hunter, A. (Ed.).(1990). *The rhetoric of social research: Understood and believed.* New Brunswick, NJ: Rutgers University Press.
King, J.P.(1992). *The art of mathematics.* New York: Fawcett Columbine.
Lofland, J.(1974). Styles of reporting qualitative field research. *American Sociologist,* 9, 101-111.
Richardson, L.(1990). *Writing strategies: Reaching diverse audiences.* Newbury Park, CA: Sage.
Richardson, L.(1994). Writing: A method of inquiry. In N.K. Denzin & Y.S. Lincoln (Eds.), *Handbook of qualitative research* (pp. 516-529). Thousand Oaks, CA: Sage.
Sandelowski, M.(1994). Notes on transcription. *Research in Nursing & Health,* 17, 311-314.
Shreve, A.(1992). *Strange fits of passion.* New York: Onyx.
Templeton, A., & Groce, S.B.(1990). Sociology and literature: Theoretical considerations. *Sociological Inquiry,* 60, 34-46.
Tepper, S.S.(1989). *The gate to women's country.* New York: Bantam.
Weiss, R.S,(1994). *Learning from strangers: The art and method of qualitative interview studies.* New York: The Free Press.
Wolcott, H.F.(1990). *Writing up qualitative research.* Newbury Park, CA: Sage.

Wolcott, H.F. (1994). *Transforming qualitative data: Description, analysis, and interpretation.* Thousand Oaks, CA: Sage.

論文の解説

　サンデロウスキー先生は，質的研究における引用の機能，すなわち研究参加者の言葉を直接引用することにどのような意義があるのかということについて，主に3つの点を挙げています．1つ目は「研究者が強調したい点のエビデンスを提供する」という機能，2つ目は「あるアイディアについてより具体的な例を説明したり挙げたりする」という機能，3つ目は「研究参加者の考え，感じ，あるいは気分を示す」ことによって読者に何らかの「反応を引き起こす」という機能です．この3つは互いに関連し合い，質的研究から得られた結果の「学術的な価値」と「美的な価値」を高めることに貢献する，とサンデロウスキー先生は言います．

　1つ目の「研究者が強調したい点のエビデンスを提供する」という引用の機能は，学術的な報告において重要な意味をもちます．冒頭に引用されたハロルドの「自由な態度」とは対照的に，質的研究者には研究参加者の語りや意味したことをそのまま報告する義務があり，人の語りを変える自由はきわめて少ないとサンデロウスキー先生は指摘します．研究者の解釈や主張，結論が，研究者による想像の産物ではなく根拠に基づく見解であることやその正当性を証明するために，論文中に研究参加者の語りを引用することは質的研究において有効な手段とされているのです．

　なぜ研究参加者の語りの引用がエビデンスを提供する上で有効なのでしょうか？　それは，引用の第2の機能である「あるアイディアについてより具体的な例を説明したり挙げたりする」ことによって，研究者が「一般的現象の個別の型」を示しながら自身の考えの正当性を説明できるためでしょう．特に，研究者自身の考えが，他でもない研究参加者が伝えたい内容から生じてきたものであることを示す上で，研究参加者の語りを引用することは有効であると考えられます．しかもその引用は，第3の機能である「研究参加者の考え，感じ，あるいは気分を示」し，読者にその「気持ちや気分を呼び起こす」ことによって「経験の微妙なところ」を明らかにするので，研究参加

者の経験を論文の読み手に追体験させるという，質的研究の中心的な目標を達成することにも貢献するのです．

　では，引用の方法にはどのような特徴があるでしょうか．サンデロウスキー先生は「引用は選択と編集を含むプロセスである」と述べ，そのプロセスには「引用の美学と倫理」が関わっていることを指摘しています．

　「選択」とは，書式上の制約に伴う引用の形式（引用の長さや数，挿入の仕方など），論文の種類（語りを強調する論文か，解釈を強調する論文かなど），引用の目的（実現したいのは概念化の引証か，研究参加者の経験の再現か，経験の内容やその経験を表現するスタイルの伝達かなど），引用の箇所（何を引用するか，語や文をどの程度整理するかなど）に対して，研究者自身が明確な考えをもつことを意味します．どの選択のプロセスでも，研究者には「引用の美学と倫理」が求められます．すなわち，同じような内容の引用をし過ぎないようにしたり，提示すべき内容と関係のある引用のみを提示したりすることによって，読みやすく「美的な価値」を損ねない論文にすることや，研究参加者の語りの意味が誤って伝えられないように表記上の技法を用いるなどして研究の「倫理」を保つことが重要視されます．

　一方，「編集」とは，引用しようと考えた言葉の中から残すべきものを残し，強調すべきことを強調するために，研究者が引用の仕方を工夫することを意味します．「編集」の理想は，「語り手が伝えたい内容」と「研究者自身の考え」の両方に忠実な引用の手法が選ばれることだと，サンデロウスキー先生は述べます．この「編集」のプロセスにも，「引用の美学と倫理」が横たわっています．編集の「美学」についてサンデロウスキー先生は，言葉の内容や情報的価値だけでなく言葉のもつリズム感（文体や調子）といった要素にも注目し，引用を通して研究参加者についての重要な何か（気分や研究参加者が置かれた状況など）を描き出す「美的な感覚」が，質的研究者に求められていることを指摘しています．さらに，研究参加者の実際の言葉をそのまま用いることで守秘義務が果たせるかどうか，のぞき趣味や自己顕示を意図した引用になっていないかと自らの研究をチェックし是正する，倫理的な態度の必要性にも言及しています．

　引用の適不適は，引用文それ自体だけで決められるものではないことを，

サンデロウスキー先生は「引用の演出」で説明しています．特に，「解釈の可能性は1つではない」という先生の言葉は意味深長であると思われます．この言葉を肝に銘じることで，引用の中で読者が何を見るべきなのかについて研究者が適切に説明しないかぎり，読者は研究者が意図する意味とは異なった意味を読み取る可能性があることを，常に忘れないでいることができるでしょう．また，引用した言葉だけでその言葉の意味することが読者に完全に伝わるという考えは幻想にすぎないことにも気づかされます．研究者は，引用する言葉の意味を伝えるために必要な情報が論文中に明記されているかどうかを確認し，適宜その情報を，引用文の前後にある説明文に追加する必要があります．

　引用を巧みに利用することによって，質的研究で得られる結果に「真実性」と「美しさ」を高めることの可能性とその方策を，この論文から学び取ることができます．適切な引用は，個別性を掘り下げる方向で現象の本質的特徴に接近し，研究成果を蓄積しようとする質的研究にとって，大きな強みとなるのです．

Key Question 8
質的記述的研究とはどういうもの？

　日本の主要な看護系学会誌に報告されている質的研究論文に，いくつか目を通してみてください．その多くが質的記述的研究であることに気づくことでしょう．学位論文においても例外ではありません．質的研究に取り組んだ大学院生が採用する研究デザインのほとんどは，質的記述的研究です．

　このように日本の看護学界では質的記述的研究は数多く取り組まれていますが，なぜ質的記述的研究なのかと問われると，多くの人が答えに窮するのではないかと思います．現象学，グラウンデッド・セオリー，エスノグラフィー，ナラティブ研究など，固有の方法論的枠組みをもつ研究については，それらが拠って立つ学問的伝統の理解を促すためのさまざまなテキストブックが巷をにぎわせています．一方，質的記述的研究はどうでしょうか．わずかな例外を除いて，質的記述的研究について解説したテキストブックはほとんど存在しません．

　質的記述的研究に対する方法論的な関心の低さは，どこからきて，何をもたらすでしょうか．この問題を考えるためには，看護科学のパラダイム転換を通じて看護の研究方法がどのように変化してきたのかを追求した野島（2009）の優れた研究が参考になります．野島によると，1980年代前半の米国は，看護科学者たちが30年間量的研究

方法に対して抱き続けてきた信頼が，後戻りしない形で揺らぎ始めた時代でした．しかしながら，若手の看護科学者の間に顕著な「量的研究離れ」の徴候が見られ，質的研究方法への関心が高まったこの時代にあってさえも，新しい世代は，未だ量的研究方法から完全に「足を洗う」ところへまでは至りませんでした（pp.112-113）．遅れて科学の世界に入ってきて，そこで生き残り，科学者として成長していかなければならなかった看護科学者たちにとって，論理実証主義は「科学」と同義であり，それを採り入れ，同化していくだけの強い誘引力と価値をもっていたであろうと野島は考察します（p.104）．

こうした情勢でもなお質的なアプローチの強みを理解してもらうには，その方法論的な厳密性を世に訴える必要があるでしょう．より体系化されて緻密な，あるいは知的に洗練された深みのある，固有の方法論的枠組みをもつ「厳密な」研究に，質的アプローチに共感する人々が飛びついたとしても不思議ではありません．そしてその結果，質的記述的研究は，より「厳密な」研究に比べて稚拙で二流の，あるいは初心者向けの方法として位置づけられ，特別な関心を寄せられることなく今日まできてしまったとは考えられないでしょうか．

現在では質的研究に対する理解はかなり進みましたが，その理解は，データの収集と解釈に複雑な手続きを必要とする方法論に対して向けられており，一方では，より多く実施されている質的記述的研究に対する理解が思ったほど進んでいないのは，皮肉なことと言えます．

今こそ質的記述的研究について理解を深めるときではないでしょうか．10数年前からこの問題に熱心に取り組んでおられるサンデロウスキー先生のお話を聞いてみましょう．

文献

野島良子（2009）．看護科学のパラダイム転換 —— 質的研究はいつ，なぜ登場したのか？．へるす出版．

Key Question への回答 8

質的記述的研究は，現象の率直な記述が必要なときに選択すべき研究デザインです

質的記述はどうなったのか？[8]

　今や質的研究者は，研究法について言えば，理論的にも技術的にも洗練されたさまざまな方法から選ぶことができ，しかも，その数は増え続けている．したがって，よりシンプルな，そして，かなり「魅力的でない」[*]方法，すなわち，質的記述的方法を復活させようとするのはおかしく見えるかもしれない．しかし，この質的記述的方法の再評価が求められているのは，質的研究の方法がさらに複雑さを増していることと，看護研究においては研究法が圧倒的に重要であるという，まさにそのことなのである．

　記述的研究は，研究法の教科書では，量的研究デザインの序例の中で最も低い位置に置かれて説明されているのが普通である．この序列では，予測と制御を意図した「厳密な」実験研究が最上位であり，その他の研究法はどのようなものであれ「非」実験系であり，その位置は低い（例えば，Talbot, 1995）．量的研究において，記述的手法は「最も粗雑な，洗練されていない研究法」（Thorne, Kirkham, & MacDonald-Emes, 1997, p.170）と見なされてきたが，この見方は質的研究に従事する研究者にマイナスの影響を与えてきており，その多くは自分たちの取り組みは単なる記述以上のものであると反論せざるを得なかった．つまり，質的研究者は自らの仕事を，現象学，グラウンデッド・セオリー，エスノグラフィー，あるいはナラティブ研究と呼ぶことで，「学問的な信頼性」（p.170）を得ようとしてきた．

　しかしながらこういった努力は，実際に，現象学的研究，グラウンデッド・セオリー法，エスノグラフィックな研究，ナラティブ研究を行なっているというよりは，あまりにも多くのケースで，現象学，グラウンデッド・セオ

---

8) Sandelowski, M. (2000). Whatever happened to qualitative description?. *Research in Nursing & Health*, 23, 334-340. (© 2000 John Wiley & Sons, Inc.)

* この「魅力的ではない（less sexy）」という表現は Joan Lynaugh のものである．これは，重要ではあるが，それに見合った注目を受けていないという意味で使われている．

リー，エスノグラフィー，ナラティブを「装っている」(Wolcott, 1992) だけの結果となった．確かに，状況は混乱しており，そのために，ごくわずかしか構造化されていない開放型のインタビューしか行なわない研究でもナラティブと呼び，研究参加者の「主観的な」経験の報告に過ぎないものでも現象学的と呼び，さらに，異なるエスニック集団の研究参加者しか含まないにもかかわらずエスノグラフィックと呼んでいる．もちろん，こういったものでも実践に役立つ情報をもたらす価値のある研究であるのは間違いないだろう．しかし，このような，いわゆるナラティブ研究，現象学的研究，そしてエスノグラフィックな研究と呼ばれるものは，たとえ，そこにナラティブ的，現象学的，エスノグラフィックな含みがあったとしても，質的記述的研究と言い表わしたほうがよい場合が多い．質的研究における，この「含み」の問題については，後で扱うことにする．

　実践を伴う学問領域において，質的記述的方法は最もよく用いられる方法論的アプローチの1つだが，膨大な量の質的方法に関する文献の中では，質的記述的方法を他の質的方法と同等の位置にある独自性をもつ1つの方法として包括的に記述しているものは見当たらない．したがって本稿では，質的記述を，研究者が方法論的な離れ業に訴えることなく，臆さずに主張することのできる方法ととらえておく．

　質的記述を私が取り上げるのは，一部には，「解釈的記述（interpretive description）」についての Thorne, Kirkham, MacDonald-Emes (1997) の洞察に満ちた議論に触発されてのことである．しかし私の発表は，その考察や，それに関連して以前に Thorne (1991) が行なった「方法論的正統性」についての議論とは次の3つの点で異なる．第1に，私は質的記述を，「非定言的な選択」とは対照的な，探求のための定言的な選択だと見なしている．つまり，グラウンデッド・セオリー，現象学，エスノグラフィーが，新たに，看護研究に特化して用いられるのとは対照的に，質的記述的研究法は既に存在しているのだが，それほど知られていない．第2に，質的記述的研究では，「解釈的記述」ほどには，データから離れたり，あるいはデータの中に入ることが求められていないという点で，質的記述は解釈的記述に比べて解釈的でないと見ている．第3に，質的記述的研究は，データの概念的解釈，もしくは他の高度に抽象的な解釈を必要としないという点である．質的記述についての私の説明は，

Artinian（1988）による質的研究の「記述様式」という有益な考察とは異なっている．それは，私が質的記述的研究の記述様式を，他の質的研究への「入り口」(p.139) —— Artinian によればグラウンデッド・セオリー研究への必要な導入部 —— というよりは，むしろ，それ自身，完全で価値のある最終的な成果と見なしているからである．

　私がここに示す質的記述的方法には「基本的」，「基礎的」という形容詞をつけることで，現象学，グラウンデッド・セオリー，エスノグラフィーなどの，他の質的記述を用いた研究法と区別する．現象学的研究，グラウンデッド・セオリー研究，エスノグラフィックな研究は，記述的領域だけに限定されず，現象の説明にも用いられることもある．残念なことに，「基本的」，「基礎的」，そして「表面的」(surface：この語は後で使用する) などの語には，何か初歩的な，うわべだけの，単純な，もしくは単に予備的なといった意味が暗示される．私は，これらの語を使うことで，1つの方法が他の方法に比べてやさしいだとか，価値がない，望ましくない，あるいは科学的でないなどと言い表わす不当な序列を強めるつもりはない．どのような方法であれ，まったくだめなものもなければ，完全なものもない．むしろ，目的に応じて，程度の差はあっても，多かれ少なかれ，役に立ったり，適切であったりするのである．したがって私はここで，質的記述なるものが，それ自身，価値のある方法であると述べておく．質的記述を他の方法と比較するのは，その内容を明らかにして説明するためであって，優劣を示したり，欠点を指摘するためではない．

■ 質的記述 vs. 量的記述，および他の質的方法 ■

　研究には必ず記述が伴い，そして記述には必ず解釈が伴う．いかなる現象であれ（あるいは，出来事や経験であれ），それを知るには，少なくとも，その現象についての「事実」を知ることが求められる．しかし，そうした事実に意味を与えている特定の文脈から離れては，いかなる「事実」も存在しない．記述は常に，記述する人の感じ方，受け取り方，感じやすさ，敏感さに左右されていて（例えば，Emerson, Fretz, & Shaw, 1995; Giorgi, 1992; Wolcott, 1994），「裸の，無垢な眼で，純粋に見ることなどない」(Pearce, 1971, p.4) のであり，「完全無欠の知覚」(Wolcott による Beer の引用，1994, p.13) などもない．経験や出来事を記述しようとする研究者は，何を記述するのかを選び，

そのある側面の特徴を描写するプロセスの中で、その経験や出来事の形を変え始めるのである。

　いかなる記述も解釈から自由ではあり得ないが、基本的・基礎的な質的記述には、例えば、現象学的記述やグラウンデッド・セオリー的記述とは対照的に、推論の少ない解釈、つまり、他の研究者とコンセンサスがより簡単に得られるような解釈が必然的に含まれている。1人の女性にインタビューを行なったとしよう。ある研究者は、その女性がインタビューの中で語った感情に焦点を当て、別の研究者はその出来事に注目したとしても、2人の研究者とも次の点に同意するであろう。例えば、その女性が怒っていると何度も述べたことや、母親が乳がんであると知ったその翌日に彼女が亡くなったと語ったことなどである。そして、見た目には同じ状況を記述している2人の研究者でも、1人は部屋の空間的な配置の特徴を述べ、もう1人は社会的相互作用を取り上げるかもしれない。

　2人とも焦点の当てどころは異なっても、それぞれの記述がその状況を正確に表現したものであることは認めるべきである。つまり、推論の少ない記述に対して研究者は、それぞれの記述の中で異なる事実を取り上げるとしても、そのケースの「事実」については躊躇せずに同意するであろう。記述には、それがインタビューであれ観察データであれ、記述的要約という形をとるなら、何を記述すべきかについて研究者の選択が必然的に伴ってくる。しかしこれらの記述には、出来事をその適切な順序で常に正確に伝えるという記述的妥当性がなくてはならないし、また、研究参加者がその出来事に結び付ける意味を正確に伝えるという解釈的妥当性がなければならない (Maxwell, 1992)。「そこにある」ものすべてを記述することはできないし、またそうするつもりもないだろうが、記述するために選ばれるものは、たいていの観察者が実際に「そこにある」と認めるものであろう。

　したがって質的記述は、基本的に「（人の）知覚作用を通してフィルターがかけられる」(Wolcott, 1994, p.13) という点において解釈的であることは避けられない。しかしそれは、研究者が、概念的、哲学的、あるいはその他の高度に抽象的な枠組みやシステムの観点から出来事を記述しようと意図的に選び出すという意味において、きわめて解釈的だということはない。質的記述的研究の記述では、ケースの事実を日常の言葉で表現するが、これとは対照的に、現

象学，グラウンデッド・セオリー，エスノグラフィー，もしくは，ナラティブによる記述では，出来事を別の言葉で再現する．つまり研究者は，自分が見たり聞いたりすることを，自分なりに解釈して表現を大幅に変えていかなければならない．

　言葉の表現を変えていく方法は，一部には，これらの方法論そのものから生じる．例えば，グラウンデッド・セオリー研究の傾向として，研究者は「条件/帰結マトリックス（conditional/consequential matrix）」の中で要素を探し，データをその要素として解釈する（Strauss & Corbin, 1998, p.181）．現象学的研究の中には，身体性や時間性といった「生活世界の実存（lifeworld existentials）」を探し，それに関連させてデータを解釈させるものがある（Van Manen, 1990, p.101）．このような記述においては，言葉や情景を読むだけでなく，むしろ，いろいろな角度からそこにあるものを読みとっていくことが要求されることから，研究者はデータの中に深く入り込んだり，あるいはそれを超えて考えなければならない（例えば，McMahon, 1996；Poirier & Ayres, 1997）．Wertz（1983）による，現象学的な「時」の分析の研究は，ある出来事についての研究参加者の記述から，その出来事についての研究者による現象学的記述に至る一連の変化を説明した優れた研究である．

　基本的な質的記述は，現象学的記述やグラウンデッド・セオリーの記述ほどではないにせよ，量的記述よりは解釈的である．量的記述には，普通，あらかじめ選択された変数に共通するデータセットを得るための調査や，その他のあらかじめ構造化された方法，そして，それをまとめるための記述統計が必要とされる．研究者が，研究する変数をあらかじめ選択することで，研究に予期される範囲を設定するという点において，また，統計的検定の結果から結論を引き出すという点において，それ自身，一連の仮定に基づいているということからも，量的記述研究には解釈が含まれている．しかし，この量的記述研究における解釈は，あらかじめ設定された範囲を超えることのない解釈であり，そこには，概念の操作的定義や，それを調査やその他の手法の一項目として表わすことが含まれている．量的記述では，研究参加者が出来事に与える意味について知り得る内容が制限され，さらに，研究者は予期し得ないことを考える余地がほとんどない（Becker, 1996, p.61）．

　質的研究を行なっている研究者は，ある出来事を構成するすべての要素を

入手できるデータを可能な限り多く集めたいと考えている．「フィールドの中に」いる限り，質的研究者たちはフィールドの中で観察できるものは何であれデータだと考えざるを得ない．質的研究者は，量的研究者のように簡単には「データから離れる」(Becker, 1996, p.56) ことはできない．「完全な記述は人を惑わすもの」であっても，質的記述の「より完全な」記述は，量的調査に起因する，制限のある，つまり「乏しい」(質的研究者にはこのように感じられることが多いようだが) 記述よりも，質的研究者にとっては望ましいものである (p.64)．最後に，量的研究では，質的記述的研究に比べて，調査（何があるのかを見出す）と記述（見出されたものを説明する）の間にはより明らかな区別が存在する．

　まとめると，質的記述的研究とは，ある出来事について，そうした出来事が起きている日常の言葉で包括的にまとめるものである．このような研究を行なう研究者は，記述的妥当性と解釈的妥当性を求めようとする．記述的妥当性とは，同じ出来事を観察したほとんどの人（研究者，研究参加者を含む）が間違いないと認める，出来事の正確な説明のことであり，解釈的妥当性とは，研究参加者が間違いないと認める出来事に，その研究参加者が与えた意味の正確な説明のことである (Maxwell, 1992)．質的記述的研究を行なう研究者は，グラウンデッド・セオリー，現象学，エスノグラフィー，ナラティブ研究をする研究者よりも，データのより近くにいて，語られた言葉や出来事の表面から離れない．質的記述的研究においては，言葉はコミュニケーションの手段であり，記述するためだけに用いられるものであって，それ自体読み取られなければならない解釈的な構造ではない．しかしそのような表面的な読みは，うわべだけで中身がないもの，つまり取るに足りない価値のないものだと見なされるものではない．私は，ここで「表面」という語で，報告された出来事や観察された出来事への洞察の深みや，そしてその出来事についての解釈の度合いを伝えようとしている．事実や，その事実に研究参加者が与える意味を正しくとらえ，それを明解でわかりやすく有益な方法で伝えることは，意味のないことでもなければ，簡単なことでもない．

■ 質的記述的研究デザインの特徴 ■

　質的記述のデザインは，サンプリングの手法，および，データの収集，分

析，再現の手法を組み合わせたものである．その組み合わせは，概して折衷的であるが，合理的で，十分に練られたものである．以下のセクションでは，質的記述的研究デザインの典型的な特徴について説明する．質的記述は臨床看護師や政策立案者に特に関連する疑問に，率直で，ほとんど飾らない（つまり，理論化，もしくは，変形やひねりが最小限の）解答を得るのにとりわけ適している．質的記述的研究が取り組むのに適した問いには次のようなものがある．ある出来事について，人々はどんな関心を抱いているか．ある出来事に対して，人々はどのような反応（例えば，考え，感情，態度）をするのか．あるサービスや手続きを使うか，使わないかには，どのような理由があるのか．あるサービスを誰が，そして，いつ利用するのか．ある出来事からの回復を促進したり，妨げたりする要因は何かなどである．

理論的/哲学的志向

質的記述的研究は，研究者が既存の理論から最も自由であるという点において，一連の質的アプローチの中では最も「理論的」でないことはほぼ間違いない．現象学，グラウンデッド・セオリー，エスノグラフィー，ナラティブ研究は，それぞれの学問的伝統から生じた固有の方法論的枠組みに基礎づけられている一方（例えば，Lowenberg, 1993），質的記述的研究はこれらの手法とは対照的に，自然主義的探究の一般的な教えに基づいている．自然主義的探究は，探究へのすべての要素に関わる全体的な志向であり，質的研究のみならず，動物行動学的観察のような，人間と動物の行動の研究も含んでいる．自然主義的探究は，研究における可能な範囲で，あるものをその自然の状態，つまりそのままの状態で研究することへの関与のみを意味している（Lincoln & Guba, 1985; Willems, 1967）．よって，いかなる自然主義的研究においても，検討すべき変数の事前選択，変数の操作，対象とする現象の理論的な見方への推論的な関与などは存在しない．したがって自然主義的探究では，対象となる現象を，それが研究対象でないかのような，そのままの状態で提示することが可能な手法が用いられる．

色合い，音色，質感　質的記述的研究は，現象学的研究，グラウンデッド・セオリー研究，エスノグラフィックな研究，ナラティブ研究などとは異なっている．しかし，それでもなお，質的記述的研究には，これらのアプロー

チの色合い (hue), 音色 (tone), 質感 (texture) があるようだ. どの質的なアプローチひとつを取ってみても, 他の質的なアプローチの見た目, 音色, そして感触を受け取ることができる. そこで, 自らの研究を現象学的特色のあるグラウンデッド・セオリー研究であると評したものや (Charmaz, 1990), 現象学的, ナラティブ的色合いが感じられるグラウンデッド・セオリー研究だと述べたものもある (Sandelowski, Holditch-Davis, Harris, 1992). 確かに, 質的研究は, ある1つの方法を「純粋」に使用することからではなく, さまざまな色合いをもつ, 見た目の違う方法を用いることからつくり出されるので, グラウンデッド・セオリーの含みのあるエスノグラフィックな研究もあれば (例えば, Timmermans, 1997), エスノグラフィーの含みのあるグラウンデッド・セオリー研究もある (例えば, Kittell, Mansfield, & Voda, 1998).

それゆえ, 質的記述的研究に, 継続的比較法のような, グラウンデッド・セオリーに関連する技法を1つ以上用いることで, 対象とする現象のグラウンデッド・セオリー的解釈を生み出さなくとも, その研究にはグラウンデッド・セオリーの含みが感じられることがあろう (例えば, Chow, 1998). また, 質的記述的研究の中には, 研究者がある語やフレーズ, もしくはある経験の瞬間に注目することで, 対象とする現象についてナラティブ的解釈, 現象学的解釈を生み出さなくとも, ナラティブ的, もしくは現象学的色合いを感じるものがある (例えば, Jablonski, 1994). あるエスノグラフィックな内容分析の記述は (Altheide, 1987), 質的内容分析 (以下で考察する) を, エスノグラフィック, かつグラウンデッド・セオリー的な含みをもつ手法として示している. また, 質的記述的研究には, フェミニズムのような, より大きなパラダイムからも微妙な影が落ちていることもある.

さまざまな色合い, 音色, 質感をもつ研究を, 方法や手法の誤った言及や, 誤った用いられ方と混同してはならない. 研究の発表について, 自分が用いた手法を適切に示さなくとも, あるいはまったく言及していなくとも, 研究者は, 理論的サンプリング, 継続的比較, ナラティブ分析, そして現象学的省察を用いたと主張することができる. また研究者が, ミックスド・メソッドによる研究のように, 複数の手法をはっきりと組み合わせて用いることもあろう (Tashakkori & Teddlie, 1998).

サンプリング

　Patton（1990）が述べた，意図的なサンプリング手法のほぼ全部が，質的記述的研究において用いられているようだ．とりわけ役に立つのが，多様性が最大になるサンプリングである．それは，広範囲にわたる現象的，人口統計学的に多様なケースを横断して，対象となる現象によく見られる固有の徴候を研究することが可能になるからである（Sandelowski, 1995; cf. Key Question 3）．研究者は，あらかじめ選択された変数の組み合わせを示すために，ケースのサンプリングを選択するか（Trost, 1986），もしくは，ある現象をそれが現われるように記述するためにその現象の典型的なケースをサンプリングするか，あるいは，現象が普通とは違って現われるのを記述するためのその現象の普通でないケースをサンプリングすることもある．どの質的研究にも見られるように，合目的的サンプリングの究極的な目的は，研究の目的に合致した情報に富むと考えられるケースを得ることである．研究者がなすべきことは，自らのサンプリング方略が研究の目的に合ったものだと主張することである．

データ収集

　質的記述的研究におけるデータ収集は，一般的に，出来事，もしくは経験に関する「誰が」，「何を」，「どこで」について，つまり，その基本的な性質とその状態の発見に向けられる．データの収集方法には，通常，個人とフォーカスグループの両方，もしくはそのどちらかを対象としたインタビューがあり，それは最小から中程度に構造化されている．フォーカスグループは，質的研究では，出来事についての広範囲にわたる情報を入手するために使用されるのが普通なので，量的調査に質的に対応するものと考えると便利である．データ収集のテクニックには，対象となる出来事の観察や，記録物，および人工物の詳細な確認が含まれる．

データ分析

　質的内容分析は，質的記述的研究において選択可能な分析方略である．質的内容分析は，データの情報内容の要約を志向する言語データ，および視覚的データのダイナミックな分析形式である（Altheide, 1987; Morgan, 1993）[**]．データに一連の既存コードを系統的に当てはめていく量的内容分析とは対照的

に，質的内容分析ではコードがデータから導き出される．つまり質的内容分析では，コードは系統的に適用されるが，そのコードは研究プロセスの中でデータそのものからつくり出される．質的研究の特徴は，一般に，データの収集と分析が同時に行なわれ，それによって，収集と分析が互いに影響し合うことにある．質的内容分析は，新たなデータと，そのデータについての新しい洞察を取り入れるために，研究者がデータ処理を絶えず修正していくことから，それはまた，内省的であり相互作用的でもある．質的内容分析のプロセスを既存のコーディングシステムから始める研究者もいるが，このシステムは，データに最も合うように分析過程の中で常に修正されるか，新しいシステムを用いるため完全に破棄されることすらあり得る．こういった分析手法は「はめ込み型分析スタイル（template analysis style）」とも呼ばれる（Miller & Crabtree, 1992, p. 18）．

　量的研究であれ質的研究であれ，内容分析には，回答と，それぞれの回答のカテゴリーにおける研究参加者の数を数えることが必然的に伴ってくる．しかし質的内容分析では，計数は研究目的を達成するための手段であって，それ自体が目的ではない．ここで，研究者は記述統計学を用いてデータを数値的にまとめることで，「準統計的分析スタイル（quasi-statistical analysis style）」（Miller & Crabtree, 1992, p. 18）を用いることになる．しかし計数が最終的に目指すものは，データを準統計的に表現することではなく，数を数えることで見出され確認されるデータのパターンや規則性を記述することにある．

　質的内容分析は，明らかになっているデータの数値（例えば，頻度や平均値）を理解するだけでなく，データのもつ潜在的な内容を理解する努力があるという点で，量的内容分析に比べて，より深く解釈の領域に入り込んでいる．それでも，質的内容分析はインタビューの言葉通りにデータを提示すればよいという点で，質的分析手法の中で最も解釈的側面の少ないアプローチである．

**　より広い，一般的な意味では，テキストの人についての分析はすべて，内容の分析を必要とする．したがって，継続的比較分析，現象学的分析，およびさまざまな統計的分析は，すべて内容分析の例である．もっとも，研究論文において，「内容分析」という語は，量的，および質的内容分析を含む特定のアプローチを指す専門用語である（例えば，Altheide, 1996）．

例えば，多発性硬化症をもつ妊婦の心配事について尋ね，結果を整理することで心配事の一覧を作成した記述的研究（Smeltzer, 1994）や，遺伝子検査に関する医師の受け止め方についての情報を，医師をフォーカスグループに分けて引き出し，その受け止め方をまとめた記述的研究（Geller & Hotzman, 1995）では，心配は心配のままであり，受け止め方は受け止め方のままであった．それらは，ある理論におけるある出来事の条件にも結果にもなり得なかった．そして，ナラティブ表現におけるそれ自身の「方略的な」表現（Riessman, 1990）にもならなかったのである．

データの再現

　質的記述的研究に期待される成果は，データに最もふさわしい方法でまとめられたデータ情報の内容についての率直な要約の記述である．Smeltzer（1994）は，妊娠中の時期によって要約を整理し，多発性硬化症をもつ女性の妊娠に関する心配を，妊娠前，妊娠中，出産時，出産後に現われた通りに記述した．また，GellerとHoltzman（1995）は，(a) 調査内容の公開（disclosure），非指示性（nondirectiveness），機密性に対する責任の認知と，これらの認知におけるジェンダーと専門分野による差異，(b) 遺伝子検査をプライマリケア実践に組み入れることへの障害とインセンティブ（信頼，資金繰り，患者の要求を含む）の認知，および，この場合も同じく，これらの認知におけるジェンダーと専門分野による差異という，情報を引き出した主要なトピックを反映する2つの主要なカテゴリーの中に，その要約を分類した．また，データを整理する方法には，次のような別のやり方もある．①出来事が起こった時間の順に並べる，もしくは逆の順に並べる，②最も一般的なテーマから特殊なテーマの順に並べる，③ある出来事の大きな文脈を説明し，そこから個別のケースへと移っていくか，もしくは，逆に個別のケースから大きな文脈へと移っていくかを選ぶ段階的なフォーカシング，④実在の人（人々）を，日，週，月，年の単位で追っていく手法，⑤同じ出来事を1人以上の研究参加者の視点から記述していく羅生門効果である（Sandelowski, 1998; Wolcott, 1994, pp.17-23）．

　このような要約は，データのより突っ込んだ（「表面的な」とは逆の）再現に容易に役立つであろう．しかし，この要約は，質的記述的研究にとって，方法論的に「よい」のか，あるいは実践的に価値があるのか考慮する必要はない．

例えば，羅生門効果のアプローチは，同じ出来事について異なる研究参加者の見方を，研究者がさらに解釈していくことに役立つ．しかし質的記述的研究を行なう研究者は，これらの研究参加者の見方を包括的に，そして，正確に詳述しなければならない．したがってこのような要約は，第一には最終的な成果として価値があり，次に，さらに研究を進めていくための出発点として価値がある．

　出来事の記述的要約が，収集されたデータを最もよく示し，読む人にとって最も意味があるように構成されているのであれば，その記述的要約以上のものを示す必要はない．しかしそのような要約は，それ自体が，今後のグラウンデッド・セオリーや現象学的研究のための作業概念，作業仮説，そしてテーマ的側面をもたらし，あるいは，それ自身の中にその萌芽があるのかもしれない．

■ 結論 ■

　結論として，質的記述的研究は，現象の率直な記述が求められるときに選択すべき方法である．質的記述的研究は，とりわけ，出来事についての「誰が」，「何を」，「どこで」を知りたい研究者に有用である．すべての質的研究アプローチの基礎となるものではあるが，質的記述的研究は，それ自体が価値のある方法論的アプローチを形づくっている．研究者は自らの方法を何ら恥じることなく，質的記述と呼ぶことができよう．もしその研究方法のデザインに何か他の方法の含みが出ていれば，別のふさわしい名で呼んでみたり，他の方法で行なう代わりに，その含みについて詳しく述べればよい．

　それで，質的記述はどうなったのか？　その方法は，まだまだ健在である．しかし，質的記述的研究は，質的研究を構成する，価値のある，他のものには代えがたい手法であることが再評価され，健康に関連する科学研究のためにも本来の姿へと戻る必要があろう．

文献

Altheide, D.L.（1987）. Ethnographic content analysis. *Qualitative Sociology*, 10, 65-77.
Altheide, D.L.（1996）. Qualitative media analysis. Thousand Oaks, CA: Sage.
Artinian, B.A.（1988）. Qualitative modes of inquiry. *Western Journal of Nursing Research*, 10, 138-149.
Becker, H.S.（1996）. The epistemology of qualitative research. In R. Jessor, A. Colby, & R.A. Shweder（Eds.）, Ethnography and human development: Context and meaning in social inquiry（pp. 53-71）. Chicago: University of Chicago Press.

Charmaz, K. (1990). "Discovering" chronic illness: Using grounded theory. *Social Science & Medicine*, 30, 1161-1172.

Chow, S. (1998). Specialty group differences over tonsillectomy: Pediatricians versus otolaryngologists. *Qualitative Health Research*, 8, 61-75.

Emerson, R.M., Fretz, R.I., & Shaw, L.L. (1995). Writing ethnographic fieldnotes. Chicago: University of Chicago Press.

Geller, G., & Holtzman, N.A. (1995). A qualitative assessment of primary care physicians' perceptions about the ethical and social implications of offering genetic testing. *Qualitative Health Research*, 5, 97-116.

Giorgi, A. (1992). Description versus interpretation: Competing alternative strategies for qualitative research. *Journal of Phenomenological Psychology*, 23, 119-135.

Jablonski, R.S. (1994). The experience of being mechanically ventilated. *Qualitative Health Research*, 4, 186-207.

Kittell, L.A., Mansfield, P.K., & Voda, A.M. (1998). Keeping up appearances: The basic social process of the menopausal transition. *Qualitative Health Research*, 8, 618-633.

Lincoln, Y.S., & Guba, E.G. (1985). Naturalistic inquiry. Beverly Hills, CA: Sage.

Lowenberg, J.S. (1993). Interpretive research methodology: Broadening the dialogue. *ANS: Advances in Nursing Science*, 16(2), 57-69.

Maxwell, J.A. (1992). Understanding and validity in qualitative research. *Harvard Educational Review*, 62, 279-299.

McMahon, M. (1996). Significant absences. *Qualitative Inquiry*, 2, 320-336.

Miller, W.L., & Crabtree, B.F. (1992). Primary care research: A multimethod typology and qualitative road map. In B.F. Crabtree & W.L. Miller (Eds.), *Doing qualitative research* (pp. 3-28). Newbury Park, CA: Sage.

Morgan, D.L. (1993). Qualitative content analysis: A guide to paths not taken. *Qualitative Health Research*, 3, 112-121.

Patton, M.Q. (1990). Qualitative evaluation and research methods (2 nd ed.). Newbury Park, CA: Sage.

Pearce, J.C. (1971). The crack in the cosmic egg: Challenging constructs of mind and reality. New York: Washington Square Press.

Poirier, S., & Ayres, L. (1997). Endings, secrets, and silences: Overreading in narrative inquiry. *Research in Nursing & Health*, 20, 551-557.

Riessman, C.K. (1990). Strategic uses of narrative in the presentation of self and illness: A research note. *Social Science & Medicine*, 30, 1195-1200.

Sandelowski, M. (1995). Sample size in qualitative research. *Research in Nursing & Health*, 18, 179-183.

Sandelowski, M. (1998). Writing a good read: Strategies for re-presenting qualitative data. *Research in Nursing & Health*, 21, 375-382.

Sandelowski, M., Holditch-Davis, D., & Harris, B.G. (1992). Using qualitative and quantitative methods: The transition to parenthood of infertile couples. In J.F. Gilgun, K. Daly, & G. Handel (Eds.), *Qualitative methods in family research* (pp. 301-322). Newbury Park, CA: Sage.

Smeltzer, S.C. (1994). The concerns of pregnant women with multiple sclerosis. *Qualitative Health Research*, 4, 480-502.

Strauss, A., & Corbin, J. (1998). *Basics of qualitative research: Techniques and procedures for developing grounded theory* (2 nd ed.). Thousand Oaks, CA: Sage.

Talbot, L.A. (1995). *Principles and practice of nursing research*. St. Louis, MO: Mosby-Year Book.

Tashakkori, A., & Teddlie, C. (1998). *Mixed methodology: Combining qualitative and quantitative approaches*. Thousand Oaks, CA: Sage.

Thorne, S. (1991). Methodological orthodoxy in qualitative nursing research: Analysis of the issues. *Qualitative Health Research*, 1, 178-179.

Thorne, S., Kirkham, S.R., & MacDonald-Emes, J. (1997). Interpretive description: A noncategorical qualitative alternative for developing nursing knowledge. *Research in Nursing & Health*, 20, 169-177.

Timmermans, S. (1997). High touch in high tech: The presence of relatives and friends during resuscitative efforts. *Scholarly Inquiry for Nursing Practice*, 11, 153-168.

Trost, J.E. (1986). Statistically nonrepresentative stratified sampling: A sampling technique for qualitative studies. *Qualitative Sociology*, 9, 54-57.

Van Manen, M. (1990). *Researching lived experience: Human science for an action sensitive pedagogy*. Albany, NY: State University of New York Press.

Wertz, F.J. (1983). From everyday to psychological description: Analyzing the moments of a qualitative data analysis. *Journal of Phenomenological Psychology*, 14, 197-241.

Willems, E.P. (1967). Toward an explicit rationale for naturalistic research methods. *Human Development*, 10, 138-154.

Wolcott, H.F. (1992). Posturing in qualitative inquiry. In M.D. Le Compte, W.L. Millroy, & J. Preissle (Eds.), *The handbook of qualitative research in education* (pp. 3-52). New York: Academic Press.

Wolcott, H.F. (1994). *Transforming qualitative data: Description, analysis, and interpretation*. Thousand Oaks, CA: Sage.

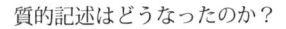

論文の解説

　論文の冒頭でサンデロウスキー先生は，質的記述的研究が一般に「魅力的でない」と見なされるのは，研究デザインの序列の中で記述的手法が「最も粗雑な，洗練されていない研究法」と位置づけられていることに関係していると指摘しています．そして，そのマイナスの影響によって現象学的研究，グラウンデッド・セオリー法，エスノグラフィー，ナラティブ研究を「装っている」だけの研究が増加し，記述的領域だけでなく質的研究全体の質が低下することを危惧しています．こうした問題意識から，質的研究の方法が複雑さを増す今だからこそ，質的記述的研究の再評価が求められており，他の質的方法と同等の位置にある独自性もつ1つの方法として質的記述的方法の特徴をしっかり理解することが必要だと述べています．

　では，質的記述的研究の独自性とはどのようなものなのでしょうか．この論文の中でサンデロウスキー先生は，質的記述が量的な記述や他の質的方法とどのように異なるのかを説明し，次いで質的記述的研究デザインの典型的な特徴を詳述しています．

　質的記述的研究とは，ある出来事について，そうした出来事が起きている日常の言葉で包括的に要約するものです．研究者があらかじめ設定した範囲を超え出ることのない量的記述に比べると，質的記述では研究参加者が出来事に与える意味について考える余地が研究者に広く与えられており，より解釈的である点が特徴です．しかし同時に，その解釈は他の質的方法，例えば現象学的記述やグラウンデッド・セオリー的記述と比べると推論の少ない解釈であり，他の研究者とコンセンサスが容易に得られるような解釈であることも特徴です．質的記述的研究を行なう研究者は，他の質的方法で研究をする者よりも，データのより近くにいて，語られた言葉や出来事の表面から離れません．そのため，臨床現場や政策現場で生ずる現実的課題に，率直で，理論による変形が最小限の解答を与えるのに適しているとサンデロウスキー先生は説明しています．

興味深いのは，質的記述には方法論的に区別される2つのものがあるというサンデロウスキー先生の指摘です．つまり，ケースの事実を「日常の言葉で」表現する質的記述的研究の基本的・基礎的な質的記述と，出来事を「別の言葉で」表現する現象学，グラウンデッド・セオリー，エスノグラフィー，ナラティブ研究などにおける質的記述です．後者の記述では，それぞれの学問的背景で用いられる概念や言葉を用いて，自分なりに現象を解釈し表現することが求められます．言葉や情景を読むだけでなく，いろいろな角度からそこにあるものを読み取っていかなければならないので，研究者にはデータの中に深く入り込んだり，それを超えて考えることが求められます．この指摘は，質的記述的研究と他の質的アプローチとの違いを把握する上で重要です．

　こうして他の類似する研究デザインとの比較から質的記述の独自性を明確にした後，サンデロウスキー先生は質的記述的研究の典型的な特徴について詳しく説明しています．まず理論的/哲学的志向については，質的記述的研究の研究者は既存の理論から最も自由であること，つまり一連の質的アプローチの中で最も「理論的でない」点が挙げられています．質的記述的研究では，特定の方法論的枠組みに基礎づけられることなく，自然主義的探究のパラダイムに基づき，あるものをその自然の状態で研究することが第一に目指されるのです．こうした意味では質的記述的研究は他の質的方法とは区別される際立った特徴を有すると言えますが，しかし，質的記述的研究の中には他の質的方法の色合いをもつ研究が存在することも，サンデロウスキー先生は急いで付け加えています．現象学的色合いを感じさせる質的記述的研究，エスノグラフィックな含みをもつ質的記述的研究などがその例です．

　サンプリングの手法，データの収集と分析に続き，質的記述的研究におけるデータの再現について紹介されています．ここに示された「データを整理する方法」の具体例は，私たちが質的記述的研究の報告書をまとめる際に役立つことでしょう．質的記述的研究では最終的に，探究する出来事についての要約の率直な記述（研究参加者の見方を包括的に，正確に詳述すること）が求められます．そのような記述には，第一にその研究の最終的な成果としての価値がありますが，加えて，今後の研究の出発点となる潜在的価値をも

内在しているかもしれません.

　サンデロウスキー先生が指摘するように，質的記述的研究は現象の率直な記述が求められるときに選択すべき方法であり，他の研究デザインには代えがたい基本的・基礎的な方法論的アプローチであると言えます．研究者は，消去法的に「○○法にも○○法にも当てはまらないから……」という理由で非選択的に選択される名なしの方法論としてではなく，独自性のある1つの方法論として質的記述的研究の特徴を正しく理解し，自分の研究目的に合うと感じられるときには積極的にこれを活用するべきでしょう．最も避けるべきことは，質的記述的研究に価値がない，科学的でないという不当なレッテルを貼り，実際には行なっていない現象学的研究，グラウンデッド・セオリー，エスノグラフィー，ナラティブ研究などを行なったかのように「装う」ことです．そのような偽装をすることは，逆に，現象学的研究，グラウンデッド・セオリー，エスノグラフィー，ナラティブ研究などに対する研究者の無理解を露呈することになります．質的記述的研究にそれらの「含み」をもたせた場合には躊躇なくそのことを主張し，実際に行なったサンプリング手法やデータ収集，データ分析の過程をその理由とともに詳述することが，研究者には求められるでしょう．

Key Question 9
質的記述的研究にまつわる誤解とは？

　Key Question 8 で扱った論文「質的記述はどうなったのか？」で，サンデロウスキー先生（2000）は，質的記述の存在論的・認識論的な特徴や理論的な立場，そして研究デザイン的な特性について論じました．独自の方法とは見なされないことが多いこの方法が，実は質的研究方法の基礎になるものであり，質的記述的研究としてのオリジナリティを堂々と主張できる方法論的アプローチであることを明確に，論理的根拠をもって考察したという点で，この論考は画期的であったと考えられます．事実，サンデロウスキー先生自身が述べているように，この論文は Research in Nursing & Health 誌に掲載された論文の中で，最も多くダウンロードされ，また最も頻繁に引用された論文の1つなのだそうです．

　しかしその一方で，サンデロウスキー先生にとっては思いがけない負の副産物も生み出されました．論考に対する誤った見方，使われ方です．サンデロウスキー先生は，自身が支持していない主張や研究実践が，自身の論文を盾に正当化されるのを何度も目撃し，心を痛めています．そして，そのような誤解が生じた原因には自分の書き方が十分ではなく内容が正確に伝わらなかったことが含まれていると自戒し，Key Question 8 で扱った論文を執筆してから10年後に，これから紹介する論文「名前がどうかしましたか？──質的記述再考」を著

しました.

　この論文を読むことで，2000年の論文の発表から10年間にわたり，世界では質的記述をめぐって何が議論されていたのかを知ることができます．日本の看護界では，今もなお質的記述に対する関心は高いとは言えず，サンデロウスキー先生が指摘する「誤謬」が起こる以前の段階にあると思われます．しかし，本論文に指摘された事柄を他人事ではなく，私たちも陥りがちな考え方として認識することによって転ばぬ先の杖を得ることができるでしょう．

Key Question への回答 9

質的記述的研究は解釈や理論を含まない「お手軽な」研究ではありません

名前がどうかしましたか？――質的記述再考[9]

　本稿を発表する10年前，私は，Whatever Happened to Qualitative Description?（Sandelowski, 2000; cf. Key Question 8）を構想し，執筆した．そのとき私は，その論文が，1つのクリティークとして，そして1つの説明として読まれるように意図していた．

　まずクリティークであるが，今日でもなお，看護保健分野における質的研究の論文に見られるあの問題，つまり，グラウンデッド・セオリーや現象学を用いて研究を行なったと言っているわりには，その結果を見るとそういった方法が実際に使われた形跡はまったく見当たらないといった，そういう事態を批判的に吟味することであった．次に，説明であるが，グラウンデッド・セオリーや現象学を用いて看護研究を行なったと称する研究者が，方法論の項目の記述ではほとんど独自の方法とは見なしていないことが多いこの方法が，実は質的記述的研究としてのオリジナリティを堂々と主張できる方法論的アプローチであるということを明らかにすることであった．

　私は，上に記した2000年に発表した論文で，質的記述は他の質的研究法とは区別できるものであり，また，他の質的研究法の基礎になるとも述べた．私は，質的研究と量的研究の両方から，さまざまな種類の記述を簡単に比較することで，解釈の程度を基準にして，異なる種類の記述を区別した．さらに，質的記述的研究の理論的位置（自然主義），およびそのデザイン的特性をまとめた．そこには，サンプリング（多様性が最大になるサンプリング），データ収集（個人インタビューとフォーカスグループインタビュー），データ分析（質的内容分析の差異）に関して，それぞれを代表するアプローチを含めた．

　それから10年の間，上記の論文はResearch in Nursing & Health誌に掲載された論文の中で，最も多くダウンロードされ，また最も頻繁に引用された論文の1つとなった．それ自体は喜ばしいことなのだが，がっかりさせられる

---

[9] Sandelowski, M. (2009). What's in a name?: Qualitative description revisited. *Research in Nursing & Health*, 33, 77-84. （© 2009 Wiley Periodicals, Inc.）

ときもある．それは，私の論文を誤用，もしくは悪用して，私が考えた方法ではないものを私の方法だと言ったり，私が支持していない主張や研究実践が正当化されるのを何度も見せつけられたときである．仕方ないことと言ってしまえばそれまでだが，私の論文がこのように誤った使われ方をする原因は，1つには先の論文での私の書き方が十分ではなく内容が正確に伝わらなかったためであり，もう1つは質的研究方法の間に差異を認めることについてとやかくいろいろなことを言う人がまだ根強く残っているためだと私は考えている．そこで本稿では，私の論考に対する誤った見方の主だったものを正し，名づけの問題を根本的なところで明らかにしてみようと思う．

■ 事実誤認の修正 ■

質的記述は私が考案した研究法ではない（また，他の誰のものでもない）

　2000年に発表した問題の論文（Whatever Happened to Qualitative Description?）で私が試みたことは，その時点で既に長く存在している方法論的アプローチの内容を明らかにし，その問題点を明確にすることであって，私が考えた方法を紹介することではなかった．質的記述にはさまざまな方法があり，そして，質的記述を特徴づけるさまざまなサンプリング法，データ収集法，データ分析法が混ざり合っていることから，この手法は誰か特定の人間が考えだした方法とは言えない．確かに，質的記述的研究を行なうにはさまざまな種類の手法を用いることになり，そのことで質的記述の研究の境界線は曖昧なものになっているようだ．しかし「方法」と呼ばれるものは，例外なく多様性（つまり，多くの方法内の差異）を内包している．さらにより広い意味では，方法とはすべからく，それを用いる人の手によって変えられていくものだ．つまり，方法はそれが使われるたびごとに，つくり変えられている．いかなる研究であれ，それを行なうには何らかの制約があり，それは，論文の最後にある「研究の限界」ではっきりと示される．1つには，そういった制約が原因となって，教科書の説明通りに，そのまま実施できるような方法などは1つもない．まさしく，「それ」とはっきり言えるようなものはないのだ．境界線がはっきりとした要素でつくられた純粋で混ざりけのない研究方法など存在しないのである．この問題については，本稿の後半部分でもう一度考えてみようと思う．

　したがって，研究者が自分の用いた方法について，例えば「Sandelowski

（2000）が述べた質的記述」と言うのであれば問題ないが，質的記述を「Sandelowskiの方法」と言うのは適切ではない．さらに言えば，私の2000年の論文のみに言及して，質的記述的デザインを用いたと言うだけでは十分ではなかろう．他にも，サンプリング，データ収集，データ分析のさまざまな手法をどのように組み合わせて研究を行なったのかについて，そういった手法を支持する適切な文献を示しつつ詳細に述べる必要がある．私の2000年の論文は，実際の内容分析の手法について何ひとつ詳しく述べていないので，内容分析に関する主要な参考文献として使用できない．同様にその論文は，サンプリングやデータ収集の方略についてきわめて簡潔な概略しか述べていないので，研究で使用した特定のサンプリングやデータ収集の方略を支持するために用いることもできない．

質的記述はデータの分析と解釈の失敗を正当化しない

いかなる種類の記述であっても解釈的要素が入ることは避けられない，つまり，人は「裸の，無垢な眼で，純粋に見る」（Pearce, 1971, p.4）ことなどできない．しかし質的記述的研究は，他の手法，例えば，現象学的記述や理論的記述に比べれば解釈的要素は少ない．私は2000年の論文でこのように述べた（Sandelowski, 2000; cf. Key Question 8, pp.136-139）．私がそこで伝えようとしたことは，質的記述的研究は（与えられた）データにより近い結果を生み出す，つまり，質的記述的研究はデータに近いということであった．その後，私は，そのような結果を主題調査（thematic surveys）と呼んだ（Sandelowski & Barroso, 2007）．

主題を調査していくことは，保健分野における質的研究では有力だが，それは例えば，グラウンデッド・セオリーやフーコーの影響を強く受けた言説研究ほどには変形されていないデータ解釈で構成されている．このような主題調査は，与えられたデータにより近いものであるが，それでも，詳細かつ微妙な解釈の要素が入った産物である．私はこのことを，より突っ込んだデータの読み込み方に対する「ひねり（spin）」〔この語は，婉曲的に「うそ」，「都合のよい解釈」に用いられることが多いので，2000年の論文（cf. Key Question 8, p.140）でこの語を選んだことは間違いなく不適切であった〕や「表面（surface）」の考察で述べようとした．言いかえれば，語られた「言葉の中に入っ

て」,「言葉の間に入って」,「言葉を見渡して」,「言葉を超えて」読むことに対して，単に語られた言葉「を」読むという点から述べようとした（Sandelowski, 2000, pp. 335-336; cf. Key Question 8, p. 136-139）．私は，このようなデータに近い解釈の例を引用したが，妊娠した女性の心配は心配のままに（Smeltzer, 1994），医師の受け止めは受け止めのままにした（Geller & Hotzman, 1995）．こういった心配や受け止めは，解釈によって，メンツを保つことの例にも，その時代や社会を支配する文化的な言説に対する異議にも，逸脱行為の罪を無効にする道徳的説明にも（例えば，Murphy, 1999）変えられることはなかった．

　他にも，こういった記述研究の最近の例として，父親としての関わりの研究（Julion, Gross, Barclay-McLaughlin, & Fogg, 2007）と小児科の看護師による与薬の管理（Van Hulle Vincent & Gaddyz, 2009）についての研究が Research in Nursing & Health 誌に発表されているが，これらは明らかに質的記述的な研究である．前者は，別居している黒人のアメリカ人の父親を対象に，父親としての関わり全般についてと，具体的に自分自身の子どもとの関わりについて，フォーカスグループで生じた見方をテーマ別にグループ分けして，それぞれを詳しく述べたものである（ただし，この論文には「質的記述」という用語は一度も出てこない）．後者は，子どもにモルヒネを投与する2つのエピソードに対する看護師の考えと実際の行動をトピックごとに分け，その数を数え，詳しく説明し，比較している．これら2つの研究はともに，結果の分析と解釈はデータに近いままであった．

　私はこれまで，解釈の程度によって，質的記述をその他の質的研究や量的調査から区別しようとした．その試みに充てた紙面の量にもかかわらず（いや，もしかすると，その紙面の量のゆえに），私は，質的記述的研究は解釈的要素を含むということを十分に伝えることができなかった．おそらく，さらに混乱させているのは，量的研究での解釈的要素は，その透明性，正確さ，客観性の議論の中で，軽視されるか，あるいは覆い隠されてしまいがちであったとしても，すべての研究は，それが質的であれ量的であれ，解釈を伴う（Kritzer, 1996; Sandelowski, Voils, & Knafl, 2009）ということである．さらに混乱を加えているのが，質的記述的研究は（他の質的研究と同じように）統計的分析を含み得ることであろう．

逆に，私が絶対に言わないでおこうと思っていたことは，質的記述で研究者は分析や解釈をする必要がまったくないということであった．私の2000年の論文を読んだ人の中には，「ケースの事実を日常の言葉で表現する」(p.336; cf. Key Question 8, p.137) という私の言葉を，インタビューデータから無作為に選び出し，解釈を加えていない断片（つまり，語りの直接引用）を，(a) データそのものに語らせ，(b) 研究者は（声なき人の言葉を言い表わすために）インタビューデータを収集した研究参加者の代わりに語るべきでないという2つの前提のもとに，あたかもその断片が結果であるかのように表現する意味だと受け取った読者もいた．しかしデータは，ただそれだけでは何も語らない．そして，研究者がそういったデータを解釈するのは非倫理的な行為であるという考えは，解釈の厳密さ，責任，そしてリスクを逃れる口実としてあまりにも頻繁に使われている (Sandelowski, 2004)．

　残念なことに，読者の中にはまた，「解釈的記述ほどには，データから離れたり，あるいはデータの中に入ることが求められていない」(p.335; cf. Key Question 8, p.135) との言葉を，実質的に，データから離れたり，その中に入る必要はまったくないという意味に取った人もいた．データは，ただ単に「再生され」るか「公表される」だけだという考え (Atkinson, 2005, paragraph 3) ほど，今も昔も，私の言おうとしていることからかけ離れているものはない．質的研究は，もちろん，質的記述的研究も含めて，データから離れたり，その中に入って行ったりと，常にどこかに向かって動いていることが求められる．つまり，研究者にはデータから何かをつくり出すことが求められている．

質的記述的研究は理論に基づかないことはない

　私は質的記述的研究を，質的研究法の中では最も解釈的要素の少ない研究（しかし，まったくないわけではない）と評したことに加え，「最も『理論的』でない」と述べた (Sandelowski, 2000, p.337; cf. Key Question 8, p.140)．そこで私が言いたかったことは，方法の理論的・哲学的基礎（例えば，グラウンデッド・セオリーの基礎となるシンボリック相互作用論のような）についてのことであり，研究中の現象に対する理論的方向性（例えば，スティグマ理論を通して見る抗レトロウイルス薬の服薬アドヒアランス）についてであった．また私は，質的記述的研究の典型的な理論的基礎である自然主義的傾向につい

て簡単に論じ，それを，本来さまざまな人為的技巧を用いて行なう研究活動において，可能な限り人為的手段をなくすやり方で現象の検討に関与していくことであると定義づけた．

今思えば，2000年の論文で，私は，質的記述的研究における理論の役割に十分注意を払っていなかったし，質的記述的研究は少なくとも私が定義したように自然主義的（もちろん，他の特徴もある）だということを十分には強調しなかった．

「方法（method）」や「方法論（methodology）」という語には，世界の理解と，理論，哲学，パラダイムなどとさまざまな呼び方をされる世界を知る方法の理解が必然的に伴ってくる．「方法」と「方法論」はほぼ同じような意味で使われるが，これらの語には研究に対する何らかの理論的・哲学的志向性のようなものが暗示されている．その一方で，「手法（technique）」には，方法を使えるようにする手段の含みがある（サンプリングやデータ収集・分析の手法と言うように）．例えば，フォーカスグループは1つの方法として示されることが多いが，他の方法を操作できるようにするためにデータをつくり出すことを目的として用いられることもある．つまり，フォーカスグループそのものが考え出され，実行に移される手段，そして，そこから得られたデータを処理する手段には，フォーカスグループという手段を選択することによって自らを使えるものにする何らかの方法が反映されているはずである．

これに関して，私が絶対に言わないつもりでいたことは，質的記述は「その理論的，もしくは学問的基礎が完全に奪われている」(Thorne, 2008, p.35) 方法だということであった．いかなる種類の研究も，その研究論文に「理論」なるものが明示されていなくとも，質的記述的研究ほどには概念的な意味でむき出しの状態にされるものはないだろう．質的記述的研究には「対象とする現象の理論的な見方への推論的な関与は存在しない」(Sandelowski, 2000, p.337; cf. Key Question 8, p.140) と述べることで，私は，質的研究に着手する際には，研究者は先入観をもたずに，無垢な気持ちで行なわなければならず，また，それは可能であるという，誤った，しかし根強く残っている見方に，期せずして貢献することとなった．しかし，いかなる理論にも関係しないということは，理論からまったく影響を受けないということではない．言葉の1つひとつが，1つの理論である．研究者が研究主題について語る，まさにその語り口

そのものが，研究者その人の学問を反映しているのであって，研究者がそういった学問的傾向を述べているか，あるいはきちんと認識しているかは関係ない．例えば，死や死別についての明確な理論がなくとも，流産を1つの死として言葉で描くことは，流産を定義しているのではなく，むしろ，理論化していることになる．

　ある分野の研究を始めようとするとき，偏見がなく柔軟な姿勢だが，先入観（理論的学習も含む）には十分に気配りする．こういった態度と，頭が空で何も考えのないのとはまったく違う．頭の中に何もないというのは，立派に機能している脳をもつ人や，すでに多く知っている（知っているべき）ことを研究しようとする研究者にはありえない．考えがどこからともなく湧いてくることはない．ある考えをもつ，ある考え方をするということは，何かしらものを考えていく視点をもっているということだ（Haraway, 1991）．質的研究を始めようとする研究者に求められることは，自分の研究を始めたとき自分はどのような学問的立場をとっていたのかを（それまで読んできた理論的研究，実証的研究の文献を振り返ってみるとわかる）── 自分のためにも，他の研究者のためにも ── 明らかにすることであり，さらに，研究を続けて，新しい研究の必要性に応じて，それまでのスタンスから離れていく心構えと意思をもつことである．質的記述的研究では，対象とする現象の理論，もしくは，データ収集かデータ分析の枠組みがその出発点となろう．しかしそのことは，そういった理論や枠組みに固執することを意味しない．

　理論は，データが見られる，まさにその見られ方の中にも現われてくる．データの見方には，「事実主義（factist）」的見方と「標本（specimen）」的見方があって区別される（Alasuutari, 1995）．例えば事実主義的な視点からすると，インタビューデータは，多かれ少なかれ，「そこにある」現実の正確かつ真実に即した真の目録だと見なされる．そのデータは，信念，行ない，出来事の記録の跡となり，「現実に」起こっていることを伝えるために取り出される．質的内容分析であれ，主題分析であれ，質的記述的研究でよく用いられる分析の手法は，概して，この事実主義的視点に基づいている．事実主義的視点は，その「事実性」を疑問視しない世界観として自然主義を理解するもう1つの理解の仕方と両立する（Harris, 2003, p. 203; Gubrium & Holstein, 1997 も参照）．

　対照的に，標本的な視点からすれば，インタビューデータは現実の目録と

してではなく，むしろ，研究の対象となっている現実の一部として見られている．つまりそれ自体が，研究の対象として理解されている．例えばある種の言説分析においては，インタビューデータは，実際の出来事や経験の目録としてではなく，むしろ，その中で自己がつくり出される言語パフォーマンスとして扱われている．

質的記述は怠慢でも救済策でもない

　私は 2000 年の論文で，質的記述的研究は，有益な研究の目的に役立ち，それゆえに，こういった目的を達成するために当然のことながら積極的に選ばれてよいと述べた．この事実のゆえに，構想も不十分で実施も稚拙な研究に「質的記述」という名を与えるつもりはなかった．より解釈的な質的研究は，実際に行なうのがより難しいように思える．つまり，質的研究を知らない，もしくは質的研究に抵抗のある博士論文審査員，研究参加者，研究助成の審査委員たちには質的研究の本当の意義を伝えるのは難しい．だからといって，そういう理由でより解釈的な質的研究を行なわないことを正当化するために，私の 2000 年の論文を利用すべきではない．私は，質的研究をよく知らずに嫌悪感を抱いている人に，質的研究をより使えるようにする意図はなかったし，また，質的記述が軽い研究，つまり，いい加減な「その場しのぎの，お手軽な，簡単に手に入れやすい」(Atkinson & Delamont, 2006, p.749) ことと見なされるようにするつもりもなかった．私はまた，質的記述を他の方法の「共通の選択肢」(Barbour, 2003) として，あるいは，厄介な数字はないとはいえ，量的研究に似せるためにつくり直した質的研究として推進するつもりもなかった．

■ 名前のない名づけの問題 ■

　このように私は，2000 年の論文で自分の真意を伝えることに見事に失敗したようである．しかし，その論文から生じた誤解の根本には，質的研究における方法の名づけについて，そしてそれによる方法の区別について根強く残っている問題がある．「質的記述」，「グラウンデッド・セオリー」，「現象学」といった名称には境界線が示され，その内側には，互いにはっきりと区別され，明確に定義されたものが存在していることになっている．これらの名称は分類のシステムを示しているが，それは，そういったすべてのシステムのように，あた

かも研究の世界を秩序づける決まった方法であるかのように扱われがちである．こういった名称が，本物であり固定されたものととらえられることで，真に効力を発揮するのである（Bowker & Star, 2000）．

私が繰り返し尋ねられる質問は，1つは「自分の研究を何と呼べばよいか」であり，もう1つは論文の著者がその名前を決めていないときの「あなたならこの研究をどう呼ぶか」である．この点について，私は20年以上も前に読んだジェームズ・ミッチェナーの小説『チェサピーク物語』（Michener, 1978）からの数行を思い起こす．

> しかしいつも，彼には最も大切な道具が欠けていた．それがなければ，職人は本物の腕に達することはできない．それは，名前であった．彼は，自分が建てているどの部分の名前も知らなかった．名前を知らなければ，職人としては半人前であった．医師にしても，法律家にしても，そして肉屋にしても，自分の仕事に特別な，しかも秘密の名前をつくり出したのは偶然の所作ではなかった．正しい名前があればこそ，熟達の世界へと入っていき，選ばれしものの一人となり，秘儀を分かち合い，そしてついに，真価を発揮する．名がなければ，いつまでもへまをやってばかりで，船をつくろうというのに，家を建ててしまうありさまだ．（pp.264-265）

これは船づくりの話だが，それを研究に換えてみよう．もし名前がないとすれば，研究は信頼できるものと考えられるだろうか，いや，そもそも研究と見なされるだろうか．

質的研究法の教科書では，質的研究で用いられる方法にはそれぞれ明確な境界線があるものとして説明されるようである．しかし，この境界線は，経験に基づく区別ではなく，分析的な区別を示していることから，きわめてゆるやかである．分析的な区別がなされるのは，それが教えやすいからである．つまり，研究方法といった複雑なものの本質や特徴となる属性をわかりやすくするためである．分析的な区別がなされるのは，現実の世界では，なかなか分けることのできないものを分けるためである．例えばエスノグラフィックな研究は，よく「グラウンデッド・セオリー化すること（grounded theorizing）」によって特徴づけられるが（Hammersley & Atkinson, 2007, p.166），ひいては，ある種の「方法論的解釈学」と考えられるかもしれない（Rennie, 2000; Rennie & Fergus, 2006）．こういった研究は，「エスノグラフィー」，「グラウ

ンデッド・セオリー」,「解釈学」と名づけられるだろうか. あるエスノグラフィックな研究は, 病いのナラティブのタイプと, それぞれのタイプが病いに対する言説を調整したり, 言説に対して抗議する機能をもつプロセスを示すかもしれない. こういった研究は,「グラウンデッド・セオリー」,「エスノグラフィー」,「ナラティブ」,「言説分析」と名づけられるだろうか. 古典的なエスノグラフィックな研究では, しばしば, 質的, および量的両方のデータ収集と分析が必要とされ, また, 通常その研究では, 1つないしは少数の場での行為に焦点が当てられる. こういったエスノグラフィックな研究は「ミックスド・メソッド」だとか「ケーススタディ・リサーチ」と名づけられるだろうか.

　実際の研究活動では, これらの名称の1つもしくは複数の名称が容認されるかもしれないし, あるいは, どれも受け入れられないかもしれない. 事実, 社会科学系の学術誌に掲載されるエスノグラフィックな研究の論文によく見られるが, こういった研究には特に決まった名前がないのが普通である. そこでは, 研究の方法にある種のエスノグラフィー的な手法を用いたということだけが了解されていて, ことさらそのことは明示されていない. 看護系の学術誌では研究方法の記述が重視されるため, このような研究を扱った看護系の論文に比べると, 社会科学系の学術誌に掲載された論文では, 多くの場合, 方法論についての記述はごくわずかであるか, 簡単に注記されるだけのこともある. こういった論文の焦点は方法よりも結果, そしてその理論的足場に向けられている. 名前は読者に期待を生じさせる. つまり, 研究で用いた方法に名前があると, その名前から, 先入観, あるいは思い込みが生じてしまう. したがって, 方法にどのような名前をつけるか, あるいは, 名前そのものをつけるかどうかを決めるのは, 自分の研究成果を伝えたい読者に向かって, まさに研究者自身が伝えたいと考えている内容次第となる (Golden-Biddle & Locke, 1993).

　研究の現場では, 方法は互いに影響し合い, いろいろと取り混ぜて使われる. 実際のところ, 研究方法の使われようは, 教科書の説明よりもずっとややこしく入り乱れているのだが, 教科書の記述は, そういった「ややこしさ」(Law, 2004) を整理して, 十分教えやすくすることにある. つまり, 1つひとつの方法を分類して, それぞれの方法のまわりにしっかりとした切れ目のない線を引き, 現実の研究にもそういった明確な線があるかのようにそれぞれの方法を扱うように整理するということだ.

本稿が扱う範囲を超えてはいるが，研究を「質的」あるいは「量的」と命名することでさえ誤解を招く恐れもある．可能ならいつでも，より曖昧さの少ない名前を用いて，このような名称は避けるべきであろう．例えば，標準化された質問票でさえ，ある種の「質的」データ収集と見なされることもあるので（Sandelowski et al., 2009），「質的データ」といった特徴もなく，まったく情報を与えることのない名前ではなく，研究者が自分のデータに名前をつけることのほうが（例えば，「インタビューデータの逐語録」や「観察内容を文書化したフィールドノーツ」など），読者にとってはより便利で役に立つ．しかし，(a) 創発的デザイン，合目的的サンプリング，最小限に構造化された開放式データ収集，そしてテキスト分析によって特徴づけられる記述的研究には「質的」という名で，(b) 固定デザイン，確率的サンプリング，最大限に構造化された選択回答方式のデータ収集，そして統計的分析によって特徴づけられる記述的研究には「量的」という名で示すことが，単純に言えば，最もよい方法のようだ．

　さらに質的研究では，方法の分類そのものがきわめて特徴的である．質的研究の教科書をざっと読んでみるとわかるが，分類の有効なシステムなどは存在しない．研究で用いられる方法が相互の関連づけの中でどのように名づけられ整理されるのか，そして，どの方法１つとっても，それがどのように描かれているのか（すなわち，それは何か，それは何に用いられるか，それはどのようにすべきか，それは他の方法とどのように異なるか）といった問題は，各専門分野に固有のものであり，過去に存在した理論的な，あるいは政治的な関与から影響を受けている．分類システム自身も，その背景に理論的・哲学的な系統，方法，技法があるかどうかによって分類される．また，グラウンデッド・セオリーがどのように示されるかについての差異（Charmaz, 2006; Clarke, 2005; Strauss & Corbin, 1998）について考えてみたり，グラウンデッド・セオリーを行なう「正しい」方法や（Boychuk Duchscher, & Morgan, 2004; Walker & Myrick, 2006），現象学的研究を行なう「誤った」手法（Crotty, 1996; Darbyshire, 1999; Paley, 2005）についてしばしば行なわれる執拗な論争についても考えてみてほしい．方法と方法の間にある境界域を複雑にすること（そして，あまりによく方法論的な厳密性や専門知識として通用している，その境界域の取り締まり）は，質的研究において，方法論的手法が分析的洞察

を決定したり構成したりするよりは，分析的洞察の誘因となるということだ．

　以上，いろいろと述べてきたが，方法論的伝統の特徴を決定する属性はなく，それらについて可能な一般化もなく，また，それらに関連する学習すべき特徴的な操作もルールもないと言おうとしているのではない．逆に，質的研究を行なうには，どのような方法でもよいと言おうとしているのでもない．そうではなく，定義をしたり一般化をする，つまり，分類して名前をつけるのに必要なすべての努力と同じで，方法を実際に用いるときの差異や方法は生きている（つまり，方法にはそれ自身の歴史とそれを取り巻く歴史とがある）という事実が十分にはとらえられていないということだ．

　グラウンデッド・セオリー，エスノグラフィー，そして，その臨床現場での試みの歴史と進化を考えてみてほしい．方法を実際に行なうことは，常に「ある状況の中に置かれている」のだ（Haraway, 1991）．いかなる方法も完璧に実行することはできない．というのは，方法は常に，実際の研究実践に合うように調整されているからであり，まさしく，この調整のゆえに，方法はつくり替えられている．エスノグラフィーを「非線形のダイナミックなシステム」と評したAgarは，「方法論的に言えば，研究は常に最初にはまったく予期しなかった方向に向かっていく．方法論について語ることは，まさしく研究について語ることなのである」(2004, p.19)と述べている．

　方法そのものが独立して存在することはなく，常に，それを使う研究者が存在し，また実際の研究から離れることはない．研究者によって使われて初めて，方法は方法となる．つまり方法は，さまざまな質的研究の実践を区別する，固有の存在論的，認識論的立場を否定しない包括的な「実践的認識論（practical epistemology）」(Becker, 1996, p.57)となる．Beckerは次のように述べている．

> 瑣末な哲学的背景を繰り返し議論することで，多くのエネルギーを無駄にしている．そういったことは，研究者が実際に行なっていることとはほとんど関係ないか，あるいはまったく関係のないことだ．［中略］こういった立場については，研究者は実践の中でうまく答えを出していて，それを人間社会の現実に合わせている．［中略］そこで，哲学的な立場を言うだけでは，実際の研究活動を完全に説明することはできない．(p.57)

2000年の論文で，私が質的記述的研究とその他の質的，および量的研究との間に線を引いたことは，それ自体が目的であった．この境界線は「簡単にする手段」(Mol & Law, 2002, p.4) であったが，簡単に扱われるべきものではなかった．しかし，「色合いと音色」について述べた箇所で (Sandelowski, 2000, p.337; cf. Key Question 8, pp.140-141)，私は，方法の境界を越えることは避けられないこと，方法にはダイナミックな性質があること，そして，方法を自分の意のままにすることに関わる「知的な職人芸」(Mills, 1959/1978) と配慮について，あまりにも簡単に言い過ぎたようだ．

■ 「分散型残余カテゴリー」としての質的記述 ■

　質的記述は，私が2000年の論文で主張したような定言的な選択でもなく，また，Thorne (2008) が説明し「解釈的記述」と名づけた非定言的な選択でもないと考えている．むしろ，今は，質的記述を「分散型残余カテゴリー (distributed residual category)」(Bowker & Star, 2000, p.149) と見なすようになってきている．Bowker & Star は次のように述べている．

> 処理に困るものをとりあえず入れておく（単なる）ゴミ箱的なカテゴリー（ではなく），（分散型残余カテゴリーは），より正確な名づけを強要すると，（確実性について）誤った印象を与えかねない状況で，不確実なものを示す．(pp.149-150)

　質的方法の分類における分散型残余カテゴリーとして，質的記述は，方法の分類を構成する「作業の実践」を見えるようにし，この実践によって「曖昧でわかりにくいままの」(Bowker & Star, 2000, p.321) ものをすべて明らかにし，そして，それにより方法と研究について細部にわたってより深い理解を可能にする．分散型残余カテゴリーとして，質的記述は，ある1つの質的研究を行なうこと（別の質的研究に対して）とは何を意味するのかを検討し，重要な相違（例えば，サンプリングの対象となる人やもの，データの処理方法，データを解釈する方法などに関連して）に注目するように，質的研究の「実践集団」(Preissle, 2006, p.686) を構成する「さまざまな研究者グループによる同盟」(p.687) に示唆を与える．分散型残余カテゴリーとして，質的記述は，質的記述と量的記述との間，さまざまな質的記述や量的記述の中で，そして，おそら

くとても重要な点として，方法の「侵食」(Greckhamer & Koro-Ljungberg, 2005) と改造の間にある曖昧な境界線を見えるようにする．分散型残余カテゴリーとして，質的記述は，実証的研究を行なうときの手法は研究方法よりも上位にあり続けるべきかどうか，もしそうならどの程度なのかについてなされる，実践の学問における議論を中心に置いている (Chamberlain, 2000; Eakin & Mykhalovskiy, 2005; Hammersley, 2006; Rapport, Wainwright, & Elwyn, 2005).

■ 結論 ■

　ようやく結論にたどりついた．ここまで，質的記述について考察した私の2000年の論文を再検討してきたわけだが，私は予想していたよりもずいぶん遠くまできてしまったようだ（もしかすると，あまりにも遠くまできすぎたのかもしれないし，あるいは十分に遠くまできていないのかもしれない）．今，私に見えてきたことは，質的記述に具体的な形を与えようする私の努力，つまり，「包括的な質的研究」(Caelli, Ray, & Mill, 2003) と呼ばれるものの位置から質的記述的研究を外してしまおうという努力は，やや誤った方向を向いていたということだ．方法論的アプローチを明らかにする代わりに，私の2000年の論文は，質的研究には，データの分析に対して，単なるデータの公表しかないのだという誤謬を強める手助けをした．また，頻繁に用いられる方法論的アプローチに名前を与える代わりに，私の論文は「名づけが生み出す緊張」(Jutel, 2009, p.294) を浮上させる働きをした．Bowker & Star が結論づけたように (2000, p.326)，「固定されない分類 (living classification) こそが，よい分類であり」，それは，常に変わりゆく私たちの世界に関する理解を調整するために，「世界を再構成」する可能性をその中に含むようにつくられている．質的記述の価値は，それを用いることで生み出される知識としてだけなく，単純に固定された分類に抵抗するものとして，研究方法を提示し処理していく手段としても存在しているのである．

文献

Agar, M. (2004). We have met the other and we're all nonlinear: Ethnography as a nonlinear dynamic system. *Complexity*, 10(2), 16-24.
Alasuutari, P. (1995). Researching culture: Qualitative method and cultural studies. London: Sage.

Atkinson, P. (2005). Qualitative research–Unity and diversity. Forum: *Qualitative Social Research*, 6(3), Art 26. Retrieved August 25, 2009, from http://www.qualitative-research.net/index.php/fqs/article/view/4/10.

Atkinson, P., & Delamont, S. (2006). In the roiling smoke: Qualitative inquiry and contested fields. *International Journal of Qualitative Studies in Education*, 19, 747–755.

Barbour, R.S. (2003). The newfound credibility of qualitative research? Tales of technical essentialism and co-option. *Qualitative Health Research*, 13, 1019–1027.

Becker, H.S. (1996). The epistemology of qualitative research. In: R. Jessir, A. Colby, & R.A. Shweder (Eds.), Ethnography and human development: Context and meaning in social inquiry (pp. 53–71). Chicago: University of Chicago Press.

Bowker, G.C., & Star, S.L. (2000). Sorting things out: Classification and its consequences. Cambridge, MA: The MIT Press.

Boychuk Duchscher, J.E., & Morgan, D. (2004). Grounded theory: Reflections on the emergence vs. forcing debate. *Journal of Advanced Nursing*, 48, 605–612.

Caelli, K., Ray, L., & Mill, J. (2003). "Clear as mud": Toward greater clarity in generic qualitative research. *International Journal of Qualitative Methods*, 2(2), 1–13. Retrieved October 4, 2009, from http://ejournals.library.ualberta.ca/index.php/IJQM/article/view/4521/3651.

Chamberlain, K. (2000). Methodolatry and qualitative health research. *Journal of Health Psychology*, 5, 285–296.

Charmaz, K. (2006). Constructing grounded theory: A practical guide through qualitative analysis. London: Sage.

Clarke, A.E. (2005). Situational analysis: Grounded theory after the postmodern turn. Thousand Oaks, CA: Sage.

Crotty, M (1996). Phenomenology and nursing research. Melbourne, Victoria, Australia: Churchill Livingstone.

Darbyshire, P. (1999). Reading Heidegger and interpretive phenomenology: A response to the work of Michael Crotty. *Nursing Inquiry*, 6, 17–25.

Eakin, J.M., & Mykhalovskiy, E. (2003). Reframing the evaluation of qualitative health research: Reflections on a review of appraisal guidelines on the health sciences. *Journal of Evaluation in Clinical Practice*, 9, 187–194.

Eakin, J.M., & Mykhalovskiy, E. (2005). Teaching against the grain: The challenges of teaching qualitative research in the health sciences. *Forum: Qualitative Social Research*, 6(2), Art 42. Retrieved August 25, 2009, from http://www.qualitative-research.net/index.php/fqs/article/view/494/1057.

Geller, G., & Holtzman, N.A. (1995). A qualitative assessment of primary care physicians' perceptions about the ethical and social implications of offering genetic testing. *Qualitative Health Research*, 5, 97–116.

Golden-Biddle, K., & Locke, K. (1993). Appealing work: An investigation of how ethnographic texts convince. *Organization Science*, 4, 595–616.

Greckhamer, T., & Koro-Ljungberg, M. (2005). The erosion of a method: Examples from grounded theory. *International Journal of Qualitative Studies in Education*, 18, 729–750.

Gubrium, J.F., & Holstein, J.A. (1997). The new language of qualitative method. New York: Oxford University Press.

Hammersley, M. (2006). Philosophy's contribution to social science research on education. *Journal of Philosophy of Education*, 40, 273–286.

Hammersley, M., & Atkinson, P. (2007). Ethnography: Principles in practice (3 rd ed.) London: Routledge.

Haraway, D. (1991). Situated knowledges: The science question in feminism and the privilege of partial perspective. In: D. Haraway (Ed.), Simians, cyborgs and women: The reinvention of nature (pp. 183-201). New York: Routledge.

Hardin, P.K. (2001). Theory and language: Locating agency between free will and discursive marionettes. *Nursing Inquiry*, 8, 11-18.

Harris, S.R. (2003). Studying equality / inequality: Naturalist and constructionist approaches to equality in marriage. *Journal of Contemporary Ethnography*, 32, 200-232.

Julion, W., Gross, D., Barclay-McLaughlin, G., & Fogg, L. (2007). "It's not just about mommas": African-American non-resident fathers' views of paternal involvement. *Research in Nursing & Health*, 30, 595-610.

Jutel, A. (2009). Sociology of diagnosis: A preliminary review. *Sociology of Health & Illness*, 31, 278-299.

Kritzer, H.M. (1996). The data puzzle: The nature of interpretation in quantitative research. *American Journal of Political Science*, 40, 1-32.

Law, J. (2004). After method: Mess in social science research. London: Routledge.

Michener, J. (1978). Chesapeake. New York: Fawcett Crest.

Mills, C.W. (1959/1978). The sociological imagination. London: Oxford University Press.

Mol, A., & Law, J. (2002). Complexities: An introduction. In: J. Law, & A. Mol (Eds.), Complexities: Social studies of knowledge practices (pp. 1-22). Durham, NC: Duke University Press.

Murphy, E. (1999). "Breast is best": Infant feeding decisions and maternal deviance. *Sociology of Health & Illness*, 21, 187-208.

Paley, J. (2005). Phenomenology as rhetoric. *Nursing Inquiry*, 12, 106-116.

Pearce, J.C. (1971). The crack in the cosmic egg: Challenging constructs of mind and reality. New York: Washington Square Press.

Preissle, J. (2006). Envisioning qualitative inquiry: A view across four decades. *International Journal of Qualitative Studies in Education*, 19, 685-695.

Rapport, F., Wainwright, P., & Elwyn, G. (2005). "Of the edgelands": Broadening the scope of qualitative methodology. *Medical Humanities*, 31, 37-42.

Rennie, D.L. (2000). Grounded theory methodology as methodical hermeneutics: Reconciling realism and relativism. *Theory & Psychology*, 10, 481-502.

Rennie, D.L., & Fergus, K.D. (2006). Embodied categorizing in the grounded theory method: Methodical hermeneutics in action. *Theory & Psychology*, 16, 483-503.

Sandelowski, M. (2000). Whatever happened to qualitative description? *Research in Nursing & Health*, 23, 334-340.

Sandelowski, M. (2004). Using qualitative research. *Qualitative Health Research*, 14, 1366-1386.

Sandelowski, M., & Barroso, J. (2007). Handbook for synthesizing qualitative research. New York: Springer.

Sandelowski, M., Voils, C.I., & Knafl, G. (2009). On quantitizing. *Journal of Mixed Methods Research*, 3, 208-222.

Smeltzer, S.C. (1994). The concerns of pregnant women with multiple sclerosis. *Qualitative Health Research*, 4, 480-502.

Strauss, A., & Corbin, J. (1998). Basics of qualitative research: Techniques and procedures for developing grounded theory (2 nd ed.) Thousand Oaks, CA: Sage.

Thorne, S. (2008). Interpretive description. Walnut Creek, CA: Left Coast Press.
Van Hulle Vincent, C., & Gaddy, E.J. (2009). Pediatric nurses' thinking in response to vignettes on administering analgesics. *Research in Nursing & Health*, 32, 530-539.
Walker, D., & Myrick, F. (2006). Grounded theory: An exploration of process and procedure. *Qualitative Health Research*, 16, 547-559.

論文の解説

　この論文で，サンデロウスキー先生が指摘した「私の論考（2000）に対する誤った見方の主だったもの」を読んだ時，私はどれもありそうな誤解だと納得しました．サンデロウスキー先生の論考は，一見すると端的な表現で理路整然と展開されながら，それ自体に奥深い複雑な意味を内包する含蓄のある言葉を緻密に積み重ねて構築された論文です．そのため，さまざまな解釈を許容し，時には読者にとって都合のよい受け取り方を可能にする危険な面も備えています．

　1点目に指摘されているのは，質的記述を「Sandelowskiの方法」とだけ述べ，具体的な手法を説明しないという過ちです．一見すっきりして見通しがよい説明のように思われがちですが，実のところ，これでは何も語っていないに等しく，また誤りですらあります．すなわち，質的記述は誰か特定の人間が編み出した方法というものではありませんし，また，質的記述に限らずすべからく方法と呼ばれるものは，「それを用いる人の手によってつくり替えられていく」ものです．そのため，サンプリングやデータ収集，データ分析など，研究で使用した特定の手法が個々の研究目的に即してどのように組織されたかを「詳細に」説明することが重要なのです．

　2点目と3点目の誤認・誤用は，ともにデータや理論の解釈に対する読者の理解が不十分であるがゆえに生じた過ちであると思われます．2点目に指摘されている過ちは，研究者が，データの解釈に対する重たい責任を逃れるための口実として，データを解釈するのは非倫理的な行為であると主張し，サンデロウスキー先生が述べた「(質的記述は)解釈的記述ほどには，データから離れたり，あるいはデータの中に入ることが求められていない」という言葉を引用するケースです．このようなケースでは，必然的に，研究者はデータを解釈せずに単に再生するべきという考え方を支持することになりますが，こうした考えほど「私の言おうとしていることからかけ離れているものはない」とサンデロウスー先生は述べています．サンデロウスキー先生が

伝えようとしたのは，質的記述的研究は他の手法に比べれば解釈的要素は少なく，データにより近い結果を生み出すということであって，解釈を排除するということではありませんでした．実際，「データは，ただそれだけでは，何も語らない」のであって，しかもデータをデータとして提示した時点でそこには研究者の解釈が含まれており，質的記述においてもそれは例外ではないのです．

　3点目は，質的研究者は先入観をもたずに無垢な気持ちで研究に臨むべきという考え方を強化する方向に，サンデロウスキー先生の論文が引用されたという問題です．すなわち，サンデロウスキー先生が述べた「対象とする現象のいかなる理論的な見方への推論的な関与はない」との言葉が，質的記述は理論からまったく影響を受けないという考え方へと変形され，質的研究者が自分の拠って立つ理論や学問的立場を表明しなくてよいという主張の根拠に使われてしまったというのです．このように無垢な態度を支持する立場は，質的研究を始めようとする研究者が自身の学問的立場を自覚しつつ，必要に応じていつでもその立場を離れていく心構えと意思をもつことを重要視するサンデロウスキー先生の立場とは，大きく隔たっています．事実，研究者が空っぽな頭をもつことは不可能であり，仮にもつことができたとしても，そのような頭から新しいアイデアは生まれてこないでしょう．サンデロウスキー先生が2000年の論文で言いたかったのは，質的記述的研究で用いられる方法は，それ以外の方法論で用いられる方法に比べると理論的・哲学的な方向づけが強くはなく，その自然主義的で事実主義的な立場が質的記述的研究の独自性であるということでした．しかしそのことは，質的記述的研究では理論を放棄しなければならないとか，理論からまったく影響を受けないということを意味するものではなかったのです．

　4点目は，構想も実施も不十分で，解釈的な質的研究になり損ねた稚拙な研究に「質的記述」という看板を付け替えて研究らしさを装ったり，質的記述が「その場しのぎの，お手軽な，簡単に手に入れやすい」方法であると見なされたりすることに，図らずも2000年の論文が一役買ってしまったことへの懸念です．質的記述的研究は，臨床や政策の現場で生じる現実的課題に，率直で理論による変形が最小限の解答を与えることに適しており，その

ような目的を達成するために積極的に選ばれるべき方法です．しかし，他の質的研究方法に比べて解釈的要素が少なく「理論的でない」質的記述の特徴が，研究者の怠慢や失敗の救済のために利用されるとは，サンデロウスキー先生にも予測できなかったことでしょう．

　このようにサンデロウスキー先生が 2000 年に試みた質的記述の説明は，誤解・誤用され，思わぬ方向に発展していきました．こうした誤解の根本には，質的研究における方法に名前をつけることに伴う問題が存在するとサンデロウスキー先生は指摘し，「名前のない名づけの問題」の項で問題の論点を整理しています．

　質的研究の教科書では，「質的記述」，「グラウンデッド・セオリー法」，「現象学」といった方法にはそれぞれ明確な境界線があるものとして説明され，互いの違いを際立たせる定義が紹介されています．しかし，こうした分析的な区別がなされるのは，教科書としての機能，すなわち教えやすさやわかりやすさが追究された結果として生み出されているものであって，しかも専門分野が異なれば区別の仕方も異なることからもうかがえるように，分類のシステム自体に理論的な，あるいは政治的な関与があることを忘れてはなりません．そして，質的研究の経験者ならよく知っているように，実際の研究活動においてはそれらの方法の境界線はもっとゆるやかであり，状況に合わせてさまざまに「調整」されて使われています．「方法そのものが独立して存在することはなく，常に，それを使う研究者が存在し，また実際の研究から離れることはない」のです．

　本来，方法とは，研究者によって使われることによってその役割を果たすものであり，大切なのは，研究者がどのようにその方法を使ったのかという点にあります．しかし，質的研究の中には「瑣末な哲学的背景を繰り返し議論」したり，「グラウンデッド・セオリー法で研究を行なった」，「現象学的アプローチを用いた」などと記したりするだけで，実際の研究活動を十分説明していないものが散見されます．これは，方法の定言的分類が，方法の調整作業の説明を覆い隠してしまっている例です．

　一方，質的記述は，特定の方法論的枠組みに基礎づけられることない方法です．初めから「名前がない」ことによって，質的記述の実践においては

「曖昧でわかりにくいままの」ものをすべて明らかにすることが求められ，またその帰結として，読者に方法と研究について細部にわたってより深い理解を可能にします．質的記述は，知識を生み出す手段であるだけでなく，「単純に固定化された分類に抵抗するものとして，研究方法を提示し処理していく手段」でもあるのです．このような「固定されない分類」に位置づけられる質的記述の存在価値を明確にするために，サンデロウスキー先生は質的記述を「分散型残余カテゴリー」と見なし，説明しています．

　質的記述に関する2000年の論文は，実体の見えにくい質的記述に具体的な形を与えようとする試みでした．しかしその試みは，質的研究の方法論に潜在していた「名づけが生み出す緊張」を浮上させ，解釈や理論を含まない「お手軽な」研究こそが質的記述であるという誤った見方を強化させることにつながってしまいました．しかしそこから生まれた反省が，新たに質的記述の存在価値を浮かび上がらせ，研究における方法と実践の関係について深い考察を促したことは非常に興味深いです．

Key Question 10
質的研究に理論は必要？

　今からさかのぼること20余年前，私はある看護理論家の書籍を通して，質的研究の特徴は帰納的推論，量的研究の特徴は演繹的推論であるという考え方を知りました．質的研究と量的研究を二分法的に対置し，帰納的推論を得意とする質的研究はもっぱら収集されたデータに基づいて理論を構築するものだという考え方にあまりにも心酔したため，質的研究に理論を活用するという逆方向の発想は浮かばず，理論を，質的研究とは縁遠い存在としてのみとらえていました．

　もう少し時が経ってくると，質的研究において現象を見る視点や現象に接近する方法を吟味したり，感度や精度を高めてデータを収集し分析・解釈したりする際に，既存の理論を活用することは非常に有効なことのように思えてきました．しかし，質的研究の特徴は帰納的推論である以上，既存の理論を借りて演繹的な推論に走ってしまうことは，質的研究者としてあってはならない邪道な行為であるという考えを拭い去ることはできませんでした．その結果，私の中にある質的研究と理論の関係は混乱し，曖昧な状態のまま置き去りにされていました．

　さらに時が過ぎ，数々の質的研究の成果や質的研究に関する解説文を読む機会が増えるにつれ，質的研究に対するこれまでの私の理解が一面的であり，単なる思い込みに過ぎないことを思い知るようになりました．特にそのことを深く認識したのは，これから紹介するサン

デロウスキー先生の論文を読んだときです．既存の理論を質的研究に活用することが，質的研究の創発的なデザインと矛盾したり，質的研究を台無しにしたりすることはないことを，この論文は教えています．同時に，理論を質的研究に活用することの限界や留意点も，この論文から学びました．

　かつての私のように，質的研究に理論を活用するという発想のない人，理論を活用してはならないと考える人，あるいは質的研究と理論の関係性の理解に混乱をきたしている人は，決して少なくないと思われます．ベテランの質的研究者でさえ，質的研究の論文審査や査読，あるいは研究者同士の何気ない会話の中で，「質的研究に理論をもち込む」ことへの警戒心をあらわにすることが珍しくないからです．「質的研究は理論に基づかない」とする根強い考えは，どこからきて，何をもたらすのでしょうか．そして，私たちは質的研究を通して実りある成果を生むために，理論と研究の関係をどのように認識するとよいのでしょうか．サンデロウスキー先生に聞いてみましょう．

Key Question への回答 10

質的研究に理論は必要です．質的研究において，理論は多くの機能をもっています

素顔の理論
——質的研究における理論の使用と装い[10]

　質的研究では，さまざまな形で理論が実際に使われ，そしてまた使っているかのように装われている．この事実は，質的研究における理論の適切な役割について疑問を投げかけ続けている（Morse, 1992）．質的研究で理論について混乱を引き起こしている一因は，質的研究にはさまざまなアプローチがあるが，それらが各々に理論に対して異なる役割を特定していることだ．さらに，さまざまな分野の学問的背景をもつ学者が，質的研究に関わっていることもある．

　理論についての混乱を引き起こす2つ目の要因は，よく引き合いに出される考えだが，質的でない研究との関連性と妥当性を脅かすものと考えられている，理論についての視野の狭さを避けるために（Charmaz, 1990），対象とする現象を目の当たりにして，研究者は無垢な態度，理論とは関係ない態度を取らなければならないと考えられていることだ．グラウンデッド・セオリーや現象学のような質的研究法では，研究者は最初から何か特定の理論に基づいて研究を行なうことをしない，つまり，興味ある現象についての前提はとりあえず脇に置いておくことが求められる．しかし質的研究法を用いても，ある研究領域に関連した分野を無視しなければならないことはなく，またそのことで，質的研究を十分効果的に行なうために必要な理論的洗練（Charmaz, 1990）ができないことの理由にもならない．

　3つ目に考えられる要因は，理論についてきわめて限定された定義にこだわってしまうことである．それは，概念間の関係を特定する陳述の形を取らない，自然や人間の行為についてのいかなる抽象をも排除する．さらに，定義によるこういった排除は，質的研究でどの理論に基づく研究なのかをわからなく

10）Sandelowski, M. (1993). Theory unmasked: The uses and guises of theory in qualitative research. *Research in Nursing & Health*, 16, 213-218. （© 1993 John Wiley & Sons, Inc.）

する．「理論」という概念は，質的研究そのもののように，科学だけに関連するものではない．音楽やダンス，絵画，小説にも理論があり，それらは科学においてのみならず，芸術や人文学における質的研究にも関連しているのである．

さらに，理論的な方向性は，質的研究でははっきりと示されないか，あるいはその存在が否定されることもあるようだ．しかしそういった方向性は，研究の問題を示す方法に，あるいは，検討される文献に，そして最も重要なのが，方法の選択と記述に，常に暗示されている．例えば，研究者が研究の最初の段階で，流産を「喪失」と呼べば，それはすでに理論化されていることになる．つまり，妊娠20週より前に流産することを明確に特定する生物学的・産科学的事象についてあらかじめ概念化していることになる．「喪失」とは流産を言い換えたものではなく，解釈したものである．また文献の検討にも，対象となる現象への研究者の理論的感受性（Strauss & Corbin, 1990）が，それとなく現われている．そしてさまざまな質的方法そのものが，研究についての直観的な前提と解釈に基づいている．

質的研究において理論の役割が誤解される一因となっている4つ目の問題は，理論は対象となる現象（例えば，親と幼児の関係，意思決定のストラテジー，がんの経験など）の概念化に関連するだけではなく，研究そのものの存在論（実在の本質），認識論（知るものと知られるものとの関係の本質），そして方法にも関係してくる（Guba, 1990）ということがわかっていないことだ．質的研究は理論に基づかないとする根強い考えに反して，質的研究の手法は，研究の本質と実際の方法についての概念化——例えば，自然主義，シンボリック相互作用論——によって得られる．

本稿の目的は，理論について，その源，中心性，時間的配置，そして機能を説明することで，質的研究と呼ばれる一群の方法のパラダイム的なレベル，および実質的なレベルで，理論がどのように用いられ，また現われているかを明らかにすることである．ここでは理論を広く定義し，人文学，自然科学などにおける学問的パラダイムを含むものとする．そのパラダイムとは，結果の提示を含む研究のプロセスと，ある研究分野での個々の研究プロジェクトを構成する対象となる現象を記述し，整理し，解釈する抽象的なスキーマ（概念，概念モデル，フレームワークと呼ばれるものを含む）を決定づけ，特徴づけるも

のである．

　質的研究での理論の役割を明らかにするために，私は，自分の研究と，他の研究者の研究をここで用いる．本稿の後半部分で考察するが，ある種のナラティブ研究のこれまでのやり方では，研究論文の記述に制約が加えられている．そのことで，この種の分野の論文を読むとき，その論文の著者が理論に向き合って何を意図したのかについては読者自身の推測に委ねられることが多い．そこで，本稿で私自身の研究を例に挙げることが多ければ多いほど，誤った推論を避けることができ，また，研究者が自分の動機と選択を理解するようになる「反省」(Lamb & Huttlinger, 1989) を強調することにもなる．

■ 理論の源 ■

　質的研究では，理論は研究の内側から生み出されるだけでなく，外からも入ってくる．まず，内側から生み出される理論の例として，グラウンデッド・セオリー研究の目的は，まさに，理論を生み出すことである．ここでは，理論の源は，対象となる現象について収集したインタビューデータ，観察データ，映像データ，文書データなどから，理論を構築していく研究者その人である．つまりグラウンデッド・セオリーでは，理論はデータを収集したまさにその場でつくられる (Gilgun, 1992)，つまり，収集したデータに基礎を置いて理論が構築される．1つの例として，当惑に関する具体理論がある．この理論は，親であることを追求するプロセスを解釈する目的で，不妊のカップルから収集したインタビューデータから構築された (Sandelowski, Harris, & Holditch-Davis, 1989)．この理論は，以下のプロセスの3つの主要な要素を特定し，それぞれを関連づけた．それは，(a) カップルがもっている，もしくは得ることのできるリソースに対する個々のオプションを評価するために，カップルがつくった追求の計算法，(b) カップルが示した追求の型，(c) 追求を続けるか止めるかを判断する文脈とはずみを与える要求の再構成である．

　次に，外からとは，研究者はデータを分析的に整理していくが，それ以外の場所からという意味である．例えば，不妊のカップルが，不妊の診断と予後の曖昧さと矛盾にどう対処したのかについて文脈を与えるために，説明モデルとナラティブ再構築についての社会科学的概念が用いられた (Sandelowski, Holditch-Davis, & Harris, 1990)．この解釈的枠組みは，とりわけ，インタ

ビューデータの情報内容と，その推論的な特徴の両方に適しているように見える．確かにその解釈的枠組みは，インタビューの状況で研究参加者がよく語るストーリーの修正主義的性質を明らかにし，不妊のカップルが示した時間の経過とともに変わりゆく状況の受け取り方を示す理路整然としてわかりやすい方法を提供した．同じように，Daly (1989) は，「怒り」が養子縁組をするカップルとのインタビューで中心的なテーマだと考え，その怒りを解釈する上で，感情の社会学という視点が非常に役立つことを発見した．このように，研究の場を設定し，研究の焦点と研究の実施に使われた手法を正当化し，そして，忠実に再構成しなければならない収集されたデータを整理，分析，解釈，そして文脈を与えるために，研究者が既存の理論に戻っていくことはよくある．

さらに研究者が，自分自身の専門分野の前提や理論体系の中で質的研究を行なうことはよくある．例えば，慢性疾患についての Charmaz のグラウンデッド・セオリー研究 (1990) では，初めから社会学の主要概念に関与しているのがわかる．確かに，Charmaz をはじめとする社会学者の研究から明らかなように，このような社会学の主要概念をさらに構築すること，つまり現象の社会学的理解 (Charmaz, 1990) を深め，それによって社会学という学問を発展させていくことは，いかなる研究内容においても，社会学者にとっては必要不可欠のことと言ってよい．

同じように，エスノグラファーは，普通，文化や文化的分析の理論で研究を始めるが，そういった理論はエスノグラフィーを特徴づける要素である．デュルケーム，メアリ・ダグラス，ファン・ヘネップなどの社会学や文化人類学の先達による研究の影響を受けて，Balin (1988) は6人の女性の出産経験についての説明を整理し，妊娠を社会的に規制された通過儀礼であり，神聖な出来事であるとみなす見方を強調した．Charmaz (1990) が述べているように，研究者は理論的に白紙の状態では研究を始めない．研究には，研究者の専門分野の全体的な視点，独自の研究的興味と経験，そして，ある種の哲学的，理論的，具体的（つまり，その研究領域に密着した），そして方法論的な方向性が伴っている．

対象とする現象に向かい合って，無垢な態度を維持することの重要さを強調する質的研究者がいる．しかしそういう研究者でさえ，研究を始めるのに，少なくとも，「理論的な無垢さという前提」に加えて，自らが選んだ質的研究

の手法の仮定的，哲学的，理論的方向性にもコミットしている．例えば現象学的研究では，フィールドに入る前には，仮定や前提はひとまず脇に置いておくということをよく聞く．しかしそういった研究でも，明らかに解釈学的現象学で考えていく指針として，空間性，身体性，時間性，そして関係性という4つの基本的な生活世界のテーマが用いられているかもしれない（Van Manen, 1990）．また質的研究者は，フェミニズムやマルキシズムなどの包括的で支配的な世界観，もしくは社会構成主義のような立場に対し，最初から無批判にコミットしてきたようだ．やはり理論を，質的研究の実質的な，つまり研究領域に密着したレベルとパラダイム的なレベルとの間で分けることが重要である．つまり研究者の研究対象となる現象の概念化（理想的にはこれは，詳しく説明され，そのままにされ，研究方法が得られたときにのみ分析プロセスに影響を及ぼしうる）と，人間を対象にした研究そのものの概念化（これは研究の方法を特定し，それゆえに，決してそのままにされない）を区別して考えるということだ．

　インタビューから逐語録を作成する方法さえ，それが基づく言語理論が存在する（普通，明示されることはないが）．Paget（1982）が作成した，医療過誤についての医師の説明の逐語録には，語りに対する社会言語学的な方向性が反映されており，方言，つまずき，そして音を伸ばすことといった言葉づかいに関する細かな点が強調された．この研究では，言葉は単に情報を伝えるだけの手段ではないと考えられている．確かに言語は，それ自身が読み解かれなくてはならない沈黙の記念碑，つまり，語られない何かを示しているものだと見られている（Barthes, 1982）．大切なことは，人間を対象にした研究が，無垢な状態で，つまり理論に基づかないで行なうことができると考えること自体が，そもそも無垢だということである．

■ 理論の中心性 ■

　質的研究における理論はいつもある種の装いをもって現われ，研究が行なわれる方法の中心にある．しかし理論は，研究される現象に対し，その中心となるか，あるいはその周辺部に過ぎないかのどちらかである．質的方法は，意味のすべての領域を探究するために用いられるので（Phenix, 1964），中心となる理論——科学者がよく考えるような——が，質的研究の結果において

どの程度研究内容に密着すべきかについて，かなりの議論がある．

対象となる現象への社会科学理論の中心性，つまり，対象となる現象に対し社会科学では理論がどれだけ中心的な位置を占めるかということは，Miall (1985, 1989) による不妊女性を対象にした研究で上手く説明されている．その研究は，逸脱，烙印，ラベリングといった逸脱に関する先進的な社会理論の提示に関わっていることが特徴である．ほぼ間違いなく Miall の研究は，不妊症についてではなく，逸脱の社会学がテーマである．この研究では，Miall の理論が強く出ており，また Miall の研究を通して，他の社会学者の理論も前面に押し出されている．

対照的に，不妊女性の社会的交流を対象にした私の研究では (Sandelowski & Jones, 1986)，調査した女性たちの声のほうがより強く出ている．不妊女性が抱える社会的な付き合いの難しさを示すことが，この研究の主な目的であり，このような付き合いを比較する文脈，もしくはその基準となる点を準備するために社会科学の概念化を用いた．この不妊女性の社会的交流の再現はデータ重視であった．理論はあったが，解釈を進めていく中で，理論は中心的な存在ではなく，1 つの要素に過ぎなかった．逆に，同じ現象を対象にした Miall の再現では理論にウェイトがかかっていた．つまり理論が中心であり，不妊女性から集められたデータは，主に，主位的地位 (master status)，逸脱否認 (deviance disavowal)，情報管理 (information management) といった概念を説明するために用いられた．

対象となる現象の枠組みの中で，そして，理論的な（科学的志向の）表現様式と，小説などの文学的な（美的志向の）表現様式との間にある緊張関係の芸術的な解決法の枠組みの中で，理論が周辺的な位置にあるもう 1 つの例は，Krieger による女性コミュニティでの研究 (1983) である．この研究でも，研究参加者の声のほうが，研究者が示す理論よりも前面に押し出されている．Krieger によれば，抽象的な概念よりも，具体的な記述を通して見るほうが，広範囲に繰り返し出てくるパターンがより適切に表わされる．Krieger の著書『The mirror dance』は，異なる女性のストーリーを並べているだけで，社会科学の理論の枠内での結果提示を故意に避けている点で，小説のようにも読める（その意味で，学術書としては議論のあるところだが）．つまり読者は，これらの女性たちのゴシップをふと耳にするように誘われた感じで，そこにある

パターンを「語られた」のではなく，むしろ「見せられた」のである．

■ 理論の時間的配置 ■

　質的研究には，理論が常にある．しかし，どの時点で，どのような状況で，理論が実際に研究に関係してくるのか（あるいは，研究からは離れていくのか）ということはいつも明らかだとは限らない．学術誌に研究論文を書くにはスタイル上の制約がある．そのため，論文では研究プロセスにおける実際の出来事の流れとは違った表わし方をしなければならない場合がある．演繹的なアプローチによる非-質的な研究では，概念枠・理論枠組みの記述は，普通，研究課題の背景と意義の考察と，それに答えるために選ばれた方法との間に置かれる．このナラティブ的配置（リアルタイムの配置に対して）は，1つの方略的な修辞技巧（Gusfield, 1967; Hunter, 1990を参照）であり，出来事を直線的な流れで示すことを目的としている．つまり，ある現象を個別に概念化することが，その現象について利用できる知識からどのような形で論理的に導き出されるかということと，次に，その選ばれた方法はその概念化からどのように導き出されるかということである．研究に関する教科書の記述や科学論文の標準的なスタイルは，このような，研究には時間的に途切れのない理論があるという滑らかな見方を強化している．

　質的研究でも，研究論文を書く際には同じような制約がある．また，質的研究における理論はよりさまざまな装いをしており，理論が研究に関係してくるポイントもより多岐にわたっている．このような点で，質的研究では，研究プロセスの中で理論を実際の時間に流れに沿って置くことは難しくなる．例えば養子縁組の順番待ちについての私たちの論文では，時間についての社会学的，およびナラティブ的概念化はその最初のほうに出てくる（Sandelowski, Harris, & Holditch-Davis, 1991）．しかし実際は，インタビューデータをまとめて予備カテゴリーに分類して初めて，データに適合する時間の社会科学的な考察に向けての吟味が開始されるのである．重要な点は，学術論文の一般的なスタイルとしては，最初のほうで理論について述べることになっているが，それは，理論が研究者にリアルタイムで与える影響や研究の流れそのものについて，誤った印象を与えるかもしれないということだ．

　今挙げた例では，データのまとめそのものが，データによく適合する現存

の概念化への探究をもたらしたというよりも，むしろ，時間についての現存する理論が，最初からデータの分析的な整理に影響を与えていたのではないかと思わせるようだ．たしかに養子縁組の順番待ちの完了した分析に先立つ唯一の概念的な関与は，待つことの文学的な扱いを探ることであって，科学的なそれではなかった．例えば，Samuel Beckett の『ゴドーを待ちながら』をはじめとする文学作品に書かれた「待つこと」の扱いである．こういった文学への志向性が，次に，その論文に現われるフィクションの理論へとつながっていった．（こういった文学への志向性と嗜好性は，私自身が博士課程の教育で受けた人文学分野の学問に起因している．）私たちの研究で観察した養子縁組を行なうカップルは，架空の装置をたくさんつくって，（妊娠とは違って）身体的にも日常的にもこれといった出来事のない時間的な隔たりを埋めようとした点で，Kermode（1967）が述べたフィクションメーカーのように見えた．そのカップルたちも，養子縁組の順番待ちの時間にありがちな，何もしないで過ごす時間に物語の筋をつけたのである．つまり彼らは，「クロノス（ただ流れゆく時）」を「カイロス（意味のある時間）」へと変えていったのである（p. 50）．

■ 理論の機能 ■

質的研究において，理論は多くの機能をもっている．その機能には，非-質的な研究における理論の機能も含まれている．演繹的な研究においては，対象となる現象についての現存の概念化が，その研究のプロセスを方向づけ推し進める．つまりその概念化は，データの収集，分析，解釈に先んじて存在し，研究の中で最初の位置を占めている．帰納的な方向づけをされている質的研究では，直観的にある特定の概念に関与することは，研究を推し進めていく要因にもなろう．しかし，それは普通，学問的方向づけの世界観への関与，もしくは，人間の本性を探究する方法への関与なのである．こういったケースで理論は，現象そのものの理論的基盤としての役割を果たすのではなく，対象となる現象を前にして方法論的アプローチを合理的に解釈したり，あるいは正当化する機能を果たしている．

質的研究における理論は，分析の予備段階を経た後で，データの解釈と再現の両方に対し，比較の文脈（comparative context），もしくは，構成上の枠

組み (organizational framework) を与える機能も果たしている．理論がデータに上手く「合う」のは，理論がその主要な要素との比較を容易に可能にするとき，データを整理して再現するための有益な枠組みを与えるとき，そして，データの意味を曲解しないときである．つまり，シンデレラの義姉妹たちがサイズの合わない靴に無理やり足を合わせようとしたように，研究者は無理して理論をデータに合わせる必要はない．

　質的研究に一種の理論のトライアンギュレーション (Knafl & Breitmayer, 1989) が起きるのは，研究の内部で生み出された理論が，対象となる現象についての現存する理論と比べられるときである．Knafl & Breitmayer が引用した Hutchinson の研究 (1986) では，研究の内部で生み出された嗜癖についての理論が，他の嗜癖についての理論と比較されている．概念の哲学的分析，メタ分析で例証されているように，質的研究では，ある現象について先行する概念化は，データそのものとして見なされることもあろう．ケアリングのさまざまな理論について行なわれた最近の分析は (Morse, Bottorff, Neander, & Solberg, 1991)，理論のこういった使用の一例である．

　理論の定式化は，また，研究論文における結果の再現にスキーマを与えることもある．養子縁組の順番待ちの研究論文を書いているとき，私はカップルの経時的な経験を正確に表現したい一方で，カップルが待っている間に経験した気持ちの「浮き沈み」を反復させ，その記憶を思い起こさせようと思った．研究に参加したカップルが待つことを説明し，その説明を再現する方法には，理論による定式化が暗示された．その定式は，ある型をもつものとしてのナラティブの概念化である．私のその論文の一部は「小説の」型を伝えるために書かれた．それは気持ちの浮き沈みによって特徴づけられている．つまり，ゴールに向かっていく動きと，ゴールから離れていく動きによってである (Gergen, 1988).

■ 結論 ■

　データの分析における理論，結果の再現における理論の重要性については議論の余地がまだあるものの，質的研究は，それ自身，概念的であるということが何を意味するかを考える1つの訓練となる．質的研究における理論は，データの正確な解釈と，その示唆と想像力に富む再現に役に立つように用いら

れよう．対照的に，質的研究で収集されたデータは，理論を説明，例証し，理論を発展させることに役立つように用いられよう．このことは，対象となる現象への直観的な見方が研究プロセスを推進するという点で，質的研究が演繹的な性質をもつ研究を含むことの説明にもなろう．「質的」と「量的」をはっきりと区別することが重要な場合もあるが，この区別は，単に質的研究が帰納的であり，量的研究は演繹的であるという見方のみでなされてはならない．

　理論は，研究プロセスのさまざまなところで研究に関わってくる（そして，それがうまく関わることができなければ消えていく）ものだ．そして，理論はさまざまな装いをもって現われる．その装いとは，研究プロセスそのものを推進するはずみとなり，またその理論的根拠ともなる．さらに，研究のオリジナルな産物であり，あるいは，データを整理し解釈するために，研究にもたらされる定式となる．質的研究を行なう研究者，そして，その成果を読み，利用する人に課された重要な役割は，理論から仮面を取ることである．つまり理論が，さまざまな姿，あるいは偽りの姿をして現われる中で，私たちが「質的研究」と呼ぶにふさわしい芸術的な仕事に対する理論の貢献のためにも，理論をしっかりと認識するということである．

文献

Balin, J. (1988). The sacred dimensions of pregnancy and birth. *Qualitative Sociology,* 11, 275-301.

Barthes, R. (1982). Authors and writers. In S. Sontag (Ed.), *A Barthes reader* (pp. 185-193). New York: Hill and Wang.

Charmaz, K. (1990). "Discovering" chronic illness: Using grounded theory. *Social Science and Medicine,* 30, 1161-1172.

Daly, K. (1989). Anger among prospective adoptive parents: Structural determinants and management strategies. *Clinical Sociology Review,* 7, 80-96.

Gergen, M.M. (1988). Narrative structures in social explanation. In C. Antaki (Ed.), *Analyzing everyday explanation: A casebook of methods* (pp. 94-112). London: Sage.

Gilgun, J.F. (1992). Definitions, methodologies, and methods in qualitative family research. In J.F. Gilgun, K. Daly, & G. Handel (Eds.), *Qualitative methods in family research* (pp. 22-39). Newbury Park, CA: Sage.

Guba, E.G. (Ed.). (1990). *The paradigm dialog.* Newbury Park, CA: Sage.

Gusfield, J. (1976). The literary rhetoric of science: Comedy and pathos in drinking driver research. *American Sociological Review,* 41, 16-34.

Hunter, A. (1990). Introduction: Rhetoric in research, networks of knowledge. In A. Hunter (Ed.), *The rhetoric of social research: Understood and believed* (pp. 1-22). New Brunswick, NJ: Rutgers University Press.

Hutchinson, S. (1986). Chemically dependent nurses: The trajectory toward self-annihilation. *Nursing Research,* 35, 196-201.

Kermode, F. (1967). *The sense of an ending: Studies in the theory of fiction.* New York: Oxford University Press.

Knafl, K.A., & Breitmayer, B.J. (1989). Triangulation in qualitative research: Issues of conceptual clarity and purpose. In J.M. Morse (Ed.), *Qualitative nursing research: A contemporary dialogue* (pp. 209-220). Rockville, MD: Aspen.

Krieger, S. (1983). The mirror dance: *Identity in a women's community.* Philadelphia: Temple University Press.

Lamb, G.S., & Huttlinger, K. (1989). Reflexivity in nursing research. *Western Journal of Nursing Research,* 11, 765-772.

Miall, C.E. (1985). Perceptions of informal sanctioning and the stigma of involuntary childlessness. *Deviant Behavior,* 6, 383-403.

Miall, C.E. (1989). Authenticity and the disclosure of the information preserve: The case of adoptive parenthood. *Qualitative Sociology,* 12, 279-302.

Morse, J.M. (1992). The power of induction (editorial). *Qualitative Health Research,* 2, 3-6.

Morse, J.M., Bottorff, J., Neander, W., & Solberg, S. (1991). Comparative analysis of conceptualizations and theories of caring. *Image: Journal of Nursing Scholarship,* 23, 119-126.

Paget, M.A. (1982). Your son is cured now; you may take him home. *Culture, Medicine, and Psychiatry,* 6, 237-259.

Phenix, P. (1964). *Realms of meaning.* New York: McGraw-Hill.

Sandelowski, M., Harris, B.G., & Holditch-Davis, D. (1989). Mazing: Infertile couples and the quest for a child. *Image: Journal of Nursing Scholarship,* 21, 220-226.

Sandelowski, M., Harris, B.G., & Holditch-Davis, D. (1991). "The clock has been ticking, the calendar pages turning, and we are still waiting": Infertile couples' encounter with time in the adoption waiting period. *Qualitative Sociology,* 14, 147-173.

Sandelowski, M., Holditch-Davis, D., & Harris, B.G. (1990). Living the life: Explanations of infertility. *Sociology of Health and Illness,* 12, 195-215.

Sandelowski, M., & Jones, L.C. (1986). Social exchanges of infertile women. *Issues in Mental Health Nursing,* 8, 173-189.

Strauss, A., & Corbin, J. (1990). *Basics of qualitative research: Grounded theory procedures and techniques.* Newbury Park, CA: Sage.

Van Manen, M. (1990). *Researching lived experience: Human science for an action sensitive pedagogy.* Albany: State University of New York Press.

論文の解説

　サンデロウスキー先生は，質的研究に理論を活用することに対する混乱は，いくつかの理由によってもたらされることを教えています．その主たるものは，質的研究では，特定の理論や前提に基づくことなくそれらをいったん脇に置いて研究を進めることを研究者に求める立場（グラウンデッド・セオリーや現象学など）とそのようなことを求めない立場とがあること，理論についてきわめて限定された定義しか認めないという立場とそうでない立場があること，理論が研究に果たす役割についてさまざまな解釈があることです．こうしたさまざまな立場や解釈のもと，質的研究と理論の関係はもつれにもつれ，多くの研究者に対立や思考停止をもたらしていると考えられます．このもつれた糸を解きほぐすために，この論文でサンデロウスキー先生は，質的研究と理論の本質的な関係や役割について，理論の源，理論の中心性，理論の時間的配置，理論の機能という4つの観点から説明しています．

　まず理論の源については，研究の「内側」と「外側」という視点から考察を進めています．グラウンデッド・セオリー研究で，収集されたデータに基づき理論が「内側」から生み出されていくケース，研究の「外側」から既存の理論の解釈的枠組みを援用し，対象となる現象の概念化や方法を検討する手がかりとするケースが紹介されています．さらに，「内側と外側の両方」，すなわち研究者の専門分野の前提や理論体系の「内側」にあり，かつ自分の研究の「外側」にある既存の理論を用いるケースも存在すると指摘します．このように，理論と質的研究の関係はさまざまですが，いずれのケースにおいても「研究者は理論的に白紙の状態では研究を始めない」ことが強調されています．すなわち，研究者が何らかの現象に専門的関心を寄せ，研究に取り組むことそれ自体が，ある種の哲学的，理論的，具体的，方法論的な方向性を伴っているということです．そもそも人間を対象にした研究を，理論に基づかないで行なうことができると考えること自体が無垢であり，理論的でないとサンデロウスキー先生は主張しています．

次に，理論の中心性について言及する中で，いずれの質的研究においても理論は「方法」の中心的位置を占め，研究の具体的手法（データ収集や分析の方法など）を方向づけるが，研究される「現象」における理論の中心性についてはさまざまなバリエーションがあることが説明されています．例えば，不妊女性を対象にした質的研究でも，逸脱に関する社会理論で扱われる概念（逸脱，烙印，ラベリングなど）を中心に据えて不妊女性の理解を深めた研究もあれば，理論をデータ解釈の参考にはしたものの，理論よりもデータ（不妊女性の声）そのものを重視して不妊女性の社会的な付き合いの難しさについて理解を深めた研究も存在します．

理論の時間的配置については，理論が質的研究に関与してくるポイントは多岐にわたる（現象の概念化の段階，方法の検討段階，データ収集・分析の段階，考察の段階など）ものの，論文にはその順番通りに述べられるとは限らないことに言及しています．つまり，研究の理論への関与が論文の最初のほう（研究課題の背景・意義と研究方法の間に置かれることが多い）に述べられていても，実際にはデータ分析を進めた段階で初めて，データに適合する理論との照合が開始されていることもあるということです．このような場合，データそのものが既存の理論への探究をもたらしたという事実よりも，研究の開始時点からその理論が用いられデータ収集や分析に影響を与えていたという，事実と異なる印象を読者に与えるようだとサンデロウスキー先生は指摘しています．

このように，質的研究では「どの時点で，どのような状況で，理論が実際に研究に関与してくるのかということはいつも明らかだとは限らない」にもかかわらず，理論については論文の最初のほうで言及し，研究の開始時点から理論を活用していたかのように「装う」習慣が見受けられます．この「装い」の習慣は，質的研究がデータから概念や理論を生成しようとする創発的な論理に基づくにもかかわらず，現存する論文執筆スタイルが，概念は理論から導かれるという非-質的研究における固定的な論理を前提としていることの矛盾を露呈しているようだと私は考えます．

最後にサンデロウスキー先生は，質的研究に対して理論は，ある特定の概念に関与することによって現象の探究を推し進めていく機能と，データの解

釈と再現において比較の文脈や構成上の枠組みを与える機能があることを述べています．前者について，帰納的な方向づけがされている質的研究においては，理論が，対象となる現象そのものの理論的基盤としての役割を果たすというよりも，現象に即した方法論的アプローチを合理的に検討するための手がかりとして活用されると説明されています．後者の機能については，理論がデータにうまく「合う」のはどういうときかが紹介されています．すなわち，理論が①その主要な要素との比較を容易に可能にするとき，②データを整理して再現するための有益な枠組みを与えるとき，③データの意味を曲解しないときです．そうでない場合，「研究者は無理して理論をデータに合わせる必要はない」のです．

　サンデロウスキー先生が結論に書いているように，質的研究における理論の役割を検討することは，理論が研究プロセスを方向づけたり，データの解釈を助けたりするという，研究と理論との深いつながりを認識することを意味します．そのとき，質的研究が帰納的な性質だけでなく演繹的な性質を含むことに対して私たちの目が開かれ，質的研究は帰納的であり量的研究は演繹的であるという二分法的見方の陰に隠された，研究活動に通底するより重要な性質を，私たちは深く理解することができるのだと思います．

索　引

【和文】

あ

遊び　14
厚い記述　67, 121
アンケート調査　7
安定したナラティブ　90

い

生きられた時間　82, 93, 97
意思決定　79, 97
逸脱したケース　68
—— のサンプリング
　　52-53
—— を選ぶサンプリング
　手法　59
逸脱に関する社会理論
　　190
逸脱の社会学　183
一般化　61-64, 67-70, 73, 74, 165
—— , 仮説の　11
—— , 個性記述的な
　　50, 58
—— , 自然主義的な
　　50, 58
—— , 全体記述的な
　　50, 58
—— , 分析的な　50, 58
—— , 母集団の　58
—— , 母集団への　50
一般化可能性　74
—— , 質的研究の　61

一般的現象の個別の型
　　120, 127
意図的なサンプリング手法
　　142
イベントストーリー　11
意味の単位　6
色合い，音色，質感
　　140-141, 166
印象の裏づけ　33, 42
インタビュー　7-9, 12, 23, 37, 45, 50, 54, 60, 77, 86-89, 101, 104-110, 112, 113, 135, 137, 142, 181, 182
—— , 自由回答形式の　9
—— , 標準化されていない
　　89
—— の相互作用的な特徴
　　9
—— のナラティブ構造
　　9
—— のビデオ録画　104
インタビューガイド　13
インタビュー中に観察され
　た　105
インタビューデータ　10, 11, 66, 86, 87, 91, 106-108, 113, 119, 122, 158, 161, 164, 180, 184
引用
—— によくある誤り　121
—— の演出
　　123-124, 129
—— の機能
　　119-120, 127
—— の技法　119, 120
—— の形式　128

—— の美学と倫理
　　120-123, 128
—— の方法　128
—— の目的　121, 128

う

薄い分析　64, 75
美しさ　119, 129
生み出された知　6
上向きのナラティブ　90

え

映像データ　180
エスノグラフィー　1, 54, 59, 131, 134, 135, 139, 148-150, 162, 163, 165, 181
—— , における個人史　80
—— の含みのあるグラウ
　ンデッド・セオリー研究
　　141
エスノグラフィック
—— な記述　108
—— なケーススタディ
　　83
—— な研究　23, 30, 32, 67, 84, 135, 136, 140, 162, 163
—— な内容分析　141
—— な含みをもつ質的記
　述的研究　149
エスノグラフィー的な記述
　　30
エスノグラフィー的な手法
　　163
エビデンス
　　119, 120, 123, 127

演繹的 6
── なアプローチ 184
── な研究 185
── な性質 191
── な性質をもつ研究 187
演繹的推論 175

お

横断的デザイン 83, 98
オーディットトレール 107
音声分析 109

か

回顧的データ 86
解釈 1, 3, 5, 6, 14, 15, 145, 158, 185
── の可能性 124, 129
── の程度 154, 157
── の度合い 139
解釈学 162
解釈学的現象学 182
解釈的記述 135, 158, 166, 171
解釈的結果 7
解釈的妥当性 31, 137, 139
解釈的要素 156-158, 172, 173
解釈的枠組み 180, 181
外的妥当性 69, 73
概念化 185, 186
概念的傾向 69, 70
概念の操作的定義 138
概念枠・理論枠組み 184
会話分析 109
科学的
── なアプローチ 19
── な基準 35
科学的探究 67
鍵となるフレーズ 8

学問的傾向 160
学問的な信頼性 134
確率的サンプリング 49, 51, 55, 64, 69, 164
確率標本抽出法 73
数 19-21, 22-43
── の「疑わしい使用」 34, 35, 42, 43
── の軽視 23, 43
── の使用 22-43
── の表示 33
── を扱う能力 22, 23, 41
仮説 67, 70, 74
語られた出来事 107, 113
語られたものとしての生 81, 121
語られたものとしての出来事 86, 108
語り 6, 8, 11, 32, 38, 88, 89, 98, 107, 119-121, 123, 127, 128
カテゴリーの安定性の検証 89
過度の計数 35, 36-38, 42
変わりゆく自己 81, 97
看護研究 109, 135
監査 107
監査可能なメモ 10
観察 7, 37, 38, 50, 54, 60, 87, 139, 142, 164, 185
観察的研究 49
観察データ 180

き

帰結としての量化 41
記述的研究 134
記述的妥当性 30, 137, 139
記述的要約 137, 145
記述統計 138

記述統計的な手法 24
基準サンプリング 53, 54
軌跡モデル 82, 84, 98
帰納的手法 13, 17
帰納的推論 175
帰納的な方向づけ 185, 191
教科書 65, 163
共時的分析 83, 84, 98
共同研究者 109
記録 50
記録物 142
均質なケースのサンプリング 48

く

具体理論 180
グラウンデッド・セオリー 7, 16, 54, 59, 82, 84, 88, 97, 107, 108, 113, 131, 134, 139, 145, 149, 150, 154, 156, 158, 161-165, 178, 189
── における歴史 80
── による研究 37
── の記述 138
── の研究 121
── の含みのあるエスノグラフィックな研究 141
── を用いた研究 54
グラウンデッド・セオリー法 148, 173
グラウンデッド・セオリー化すること 162
グラウンデッド・セオリー研究 53, 86, 89, 136, 138, 140, 180, 181
グラウンデッド・セオリー的解釈 141

193

グラウンデッド・セオリー的記述　137, 148
グラウンデッド・セオリー・アプローチ　1
クリティーク　154

け

経験された出来事　107, 113
経験されたものとしての生　81, 121
経験されたものとしての出来事　86, 108
経験的カテゴリー　26
経験的なケース　68
経験の文化的構造　93
形式的一般化　69-70
経時的配列　89
芸術的な仕事　187
計数　24-38, 143
継続的比較分析　88, 107, 108, 113, 143
継続的比較法　141
ケース間　11
—— の共通性と相違性　68, 75
—— の現象の比較　83
—— の比較　67, 68
ケース固有
—— の性質　58
—— の特徴　64
ケース志向　47, 49, 58, 63
—— の分析　56
ケース志向性，質的研究の　64-75
ケーススタディ　64, 65-69, 70
ケーススタディ・リサーチ　163

ケース内　11
—— での現象の比較　83
ケースに結びついた一般化　69-70, 74
結果　36, 108, 118
—— の提示　99
決疑法　65
決疑論　70
決定的に重要なケース　68
—— のサンプリング　48
結論　119, 138
ゲートキーパー　45
研究
—— の限界　23, 74, 155
—— の目的　8, 50, 108, 112, 142
—— そのものの概念化　182
研究対象となる現象の概念化　182
研究デザイン　83, 87, 93, 97, 98, 131, 133, 145, 148-151
研究プロセス
—— の創発的な性質　5, 15
—— の同時性　5, 15
—— の反復性　5, 15
研究方法論　1, 79, 97
研究目的　17, 67, 68, 101, 143, 150, 171, 183
研究問題　93
言語データ　142
言語パフォーマンス　161
言語分析　11
言語理論　182
現象
—— の差異　53, 54, 59, 84, 98

—— の社会学的理解　181
—— の説明　136
—— の率直な記述　133, 144, 145, 149, 150
現象学　7, 86, 131, 134, 139, 149, 154, 161, 173, 178, 189
現象学的
—— なケーススタディ　54
—— , ナラティブ的色合いが感じられるグラウンデッド・セオリー研究　141
現象学的「傾向」のある研究　86
現象学的アプローチ　1
現象学的色合い
—— を感じさせる質的記述的研究　149
—— をもつ質的記述的研究　141
現象学的記述　108, 137, 138, 148, 156
現象学的研究　54, 55, 59, 67, 82, 97, 121, 135, 136, 138, 140, 145, 148, 150, 164, 182
現象学的手法　55
現象学的省察　82, 141
現象学的出来事　90
現象学的テーマ分析　6
現象学的特色のあるグラウンデッド・セオリー研究　141
現象学的反省　86
現象学的分析　143
言説研究　156
言説分析　109, 161, 163

厳密性
　——,科学的　22, 35, 42
　——,方法論的な　132

こ

個
　——の科学　65
　——の理解
　　　　49, 58, 66, 67, 74
構成主義的な理論的前提
　　　　113
構成上の枠組み　185
合目的的サンプリング
　48, 49-54, 55, 58, 84, 95,
　142, 164
　——の方略　59
　——の方略, 1つ以上の
　　　　52
合目的的なサンプル　56
誤解を招きやすい計数
　　　　35, 38, 42
個人インタビュー
　　　　142, 154
個人史　82
個人史的構造　93
個性記述的一般化
　　　　69, 70, 73, 74
固定されない分類
　　　　167, 174
固定デザイン　164
コード化　4, 10, 11, 24
言葉
　——による計数
　　　　35, 36, 42, 43
　——の詰め込み(言い過
　　　ぎ)　10
　——を操る能力　22
ゴドーを待ちながら　185
根拠のない推論　38

混合研究　55-56
　——の質的部分　55
混合デザイン　83
コンテキスト
　　　　66, 81, 82, 97
コンピュータ　4, 7, 17, 64

さ

サイエンスとアート
　　　　14, 17, 35, 43, 125
再現　24, 35, 41, 80, 93-95,
　99, 101, 138, 140, 183,
　186, 191
再テスト信頼性　88, 89
差異のカテゴリー　54
探す(look for)段階
　　　　5, 11, 15, 16
作業仮説　26, 41, 120, 145
査読　19, 109, 116, 176
査読者　109
参加観察　23, 45
3重比較デザイン　83
サンプリング　45, 49-54,
　56, 58-60, 67, 75, 80, 84-
　86, 97, 139, 149, 150,
　154-156, 159, 166, 171
　——の基準　84, 98
　——の美的な特徴　48
　——の枠組み　84
　——の枠組みとしての軌
　　跡　84-86
サンプリング計画　45, 51
サンプリング手段　50
サンプリング単位　48, 49,
　53, 54, 59, 67, 68, 71, 85,
　99
サンプリング方略
　　　　51, 54, 56, 60, 142
サンプリング枠組みとして
　の軌跡モデル　92

サンプル　23, 28, 37, 38,
　42, 48, 51, 52, 58, 61, 62
　——の構成　24, 26
サンプルサイズ　20, 23,
　24, 26, 43, 46, 47, 48-60,
　62, 66, 73, 123
　——,最小の
　　　　52, 53, 54-55

し

視覚的データ　142
仕掛けとしての量化　41
時間　77-79, 80-99
　——の政治学　81, 97
時間化　81
時間性　81, 82
時間的な相互作用　82
時間的パラメーター
　　　　87, 92
時間的要因　80
時間的要素　77, 80, 87
自己　161
事実　136-139
　——,ケースの　11, 30
事実主義的な立場　172
自然主義　73, 179
自然主義的一般化
　　　　69, 73, 74
自然主義的傾向　158
自然主義的探究
　　　　140, 149, 154, 159, 172
下向きのナラティブ　90
実証研究　41
実証主義的な言語観　113
実証性, 科学的な　22
実証的研究　167
実践的認識論　165
質的アプローチ　55

質的解釈　6-8, 19, 24, 34,
　36, 41-43, 61, 67, 119,
　121, 132, 134, 138, 143,
　149, 153, 157, 175, 186,
　187, 190
質的記述
　　　　　134-135, 154-174
質的記述的研究
　　　　　　　84, 131-174
　──におけるサンプリン
　　グ　142
　──におけるデータ収集
　　　　142
　──におけるデータの再
　　現　144, 145, 149
　──におけるデータ分析
　　　　　　　　142-144
　──における理論的/哲
　　学的志向　140-141, 149
　──における理論の役割
　　　　159
　──の理論的/哲学的志
　　向　154
質的研究
　──における理論
　　　　　　　　178-191
　──における理論の役割
　　　　191
　──の教科書　173
　──の報告　119
　──の方法論
　　　　　2, 95, 113, 174
質的研究アプローチ　49
「質的研究者」のレッテル
　　　　23
質的研究法の教科書　162
質的研究論文
　──の学術的な価値
　　　　　　　　117, 127

──の学問的な価値
　　　　124
──の美的な価値
　　　　117, 124, 127
質的作業　7
──の精神　5
──のルール　5
質的手法　54
質的調査　7
質的統合　43, 67
質的内容分析
　　　　88, 141, 142-144, 154
質的な解釈　16
質的分析　2, 4-17, 19, 24,
　28, 29, 35, 41-43, 47, 49,
　59, 61, 64, 67, 68, 80, 89,
　91, 95, 97-99, 101, 105,
　107, 109, 121, 139, 150,
　155-157, 167, 175
──の大きな落とし穴
　　　　31, 42
「疾病の」軌跡　85
質問紙調査　62
社会構成主義　182
社会的相互作用　106, 137
尺度開発　108, 120
修辞的技巧，時間に関連す
　る　94, 95
縦断的デザイン　83, 98
主観，研究者の　62
主観的世界　61
主題調査　156
守秘義務　123, 128
──の保証　110
手法　159
準統計的分析スタイル
　　　　143
条件/帰結マトリックス
　　　　138

情報の冗長性
　　　　48-49, 53, 54, 84
書式上の制約　120
人口統計学
　──上の差異　53, 59
　──上の特性　50
人口統計学的特性　51
人口統計学的な均質性
　　　　54
人工物　50, 142
新実証主義　88, 89
新実証主義者　22
新実証主義的研究　89
人文学的なアプローチ
　　　　19, 22
シンボリック相互作用論
　　　　158, 179
信頼性　59, 68, 69, 75
──，インフォーマントの
　　　　89
──，結論の　35, 42
──，研究結果の　48, 110
神話　22, 23

す

推論
──の少ない解釈
　　　　137, 148
──の少ない記述　137
推測統計的な手法　24
数値の表示
　　　25, 26, 28, 29, 31, 32, 42
ストーリーの修正主義的性
　質　181
ストーリーライン
　　　　9, 12-13, 16
ストーリーライン・グラフ
　　　　90-92, 98, 99

せ

生
　── の解釈　95, 98
　── の軌跡　98
　── の軌道　85
生活世界の実存　82, 138
説明　135, 154
全体
　── の意味　9-10
　── の時間　81
全体論的誤謬　31
選択的サンプリング
　　　　　　　　53, 54

そ

創造性　9, 17
想像性　9, 14, 17
想像力　14
　── に富む再現　186
創発的
　── なデザイン
　　　　　　　164, 176
　── な論理　190
ソフトウェア　4, 17

た

体験の微妙さ　68
タイミング　77, 86, 98
妥当性　69, 88
　── , 結果の　87
　── , 結論の　11
　── , 研究結果の　80
　── , サイズの　51
　── , サンプリング方略の
　　　　　　　　　　48
　── , 情報の　51
　── , 統計的解釈の　62
他の方法の含み　145, 150

多様性
　── が最大になるサンプリング　53-54, 142, 154
　── が最大になるサンプリング手法　59
多様なケース　142
多量のデータ　121
段階的なフォーカシング
　　　　　　　　　144

ち

チェサピーク物語　162
逐語録　8, 9, 28, 101, 103-107, 109-113, 118, 121, 164, 182
　── の作成
　　　8, 101, 103, **104-113**, 120
　── の作成の経費　106
　── の存在論
　　　　　106, 112, 113
　── のチェック　8
　── の余白　8
逐語録作成の方法論　115
知的
　── な職人芸　4, 166
　── な奔放さ　17
抽象的なスキーマ　179

つ

追加のサンプリング　56
追体験　16, 128
通時的分析　83, 84, 87, 98

て

出来事　77, 88, 91
テキスト分析　164
手順的な措置　31-33, 42
データ
　── に対する「事実主義(factist)」的見方　160

　── に対する「標本(specimen)」的見方　160
　── に近い解釈　157
　── により近い解釈
　　　　　　　156, 172
　── の解釈, 表面的な
　　　　　　　　　　7
　── の「軽視」　31
　── の軽視　42
　── の検証　87, 88, 98
　── の再現　185
　── の収集　149
　── の収集と分析の同時性　5, 17, 143
　── の準備
　　　　5, 6, 8, 15, 105
　── の組織化　13, 17
　── の分析　14
　── の保存　110
　── のより突っ込んだ再現　144
データ解釈　156
データ収集　154, 159
データ整理の枠組み
　　　　　　　　13, 16
データ分析　154, 171
データ保護に関する法律
　　　　　　　　　110
データマトリックス　11
データ録音　109
転移可能性, 他のケースへの　73
転移可能な概念　64, 73, 75
典型的
　── でないケース　50
　── なケース　50, 68, 142

と

統計的検定　7, 138
統計的推論　56

統計的分析
　　　　　92, 143, 157, 164
統合　52
同質なサンプル　124
動物行動学的研究，質的な
　　　　　54
特殊化　67
トピック
　　12-13, 16, 121, 144, 157
トライアンギュレーション
　　　　　55

な

内省　6
内省的なメモ　9
内容分析　6, 41, 108, 156
名づけが生み出す緊張
　　　　　167, 174
名前のない名づけの問題
　　　　　161-167, 173
生データ　8, 9, 11, 16, 23,
　24, 106, 107, 109, 112
—— の引用
　　　　　115, 117, 118-129
—— の引用の方法論
　　　　　115, 116
ナラティブ　26, 27, 38, 39,
　81, 85, 135, 163
—— における因果関係
　　　　　80
—— のタイプ　162
ナラティブインタビュー
　　　　　88
ナラティブ研究　49, 81,
　86, 88-90, 97, 108, 113,
　131, 134, 135, 139, 140,
　148-150, 180
ナラティブ性　108
ナラティブ的「傾向」のある
　研究　86

ナラティブ的概念　86
ナラティブ的構成　106
ナラティブ的手法　121
ナラティブ的説明　37
ナラティブ的知識　81, 92
ナラティブ的配置　184
ナラティブ的見方　92
ナラティブ的色合いをもつ
　質的記述の研究　141
ナラティブデータ
　　　　　37, 88, 89
ナラティブ表現　144
ナラティブフォーム
　　　　　90, 91
—— の文学理論　90
ナラティブ分析
　　　　　48, 88, 108, 141

に

二次分析　109
日常の言葉
　　　　　137, 139, 148, 149
人間的・芸術的な基準　35

ね

年代記　80

は

場所　50
パターン　15, 24-26, 29,
　31, 37, 41, 42, 75, 92,
　108, 120, 143, 183, 184
パターン認識　24
はめ込み型分析スタイル
　　　　　143
パラダイム　19, 80, 81, 95,
　97, 131, 141, 149, 159, 179
パラメータ　37, 87
パラレル分析　83
反省　86, 180

ひ

非-質的な研究
　　　　　184, 185, 190
美学　120
比較の文脈　185
比較分析　6, 29
非言語的特徴　105, 112
非言語的な出来事　109
美的
　—— な価値　119, 128
　—— な感覚　122, 128
　—— な資質　35
　—— な自由　119
　—— な表現　43
　—— な要求　5
　—— な領域　124
美的センス　119
1つの「まとまり」　66, 73
「1つのもの」の理解　65
批判理論　82
批判理論研究　81, 82, 97
表記システム　109
「病気の」軌跡　85
表記法　108, 113, 122
表示上の過度の計数　36
標準化手法　122
評定者間信頼性　32, 89
表面　136, 139, 156
　——，出来事の　139
表面的
　—— な結果　68, 75
　—— な読み　139
非倫理的な行為　158

ふ

フィールド　87, 139, 182
フィールドノーツ
　　　23, 105, 109, 110, 164
—— に記載された　105

フィールドワーク　45
フェミニズム　141, 182
フォーカスグループ
　　　　　　　157, 159
フォーカスグループインタ
　ビュー　142, 154
フォーカスグループ法
　　　　　　　　　36
深い分析　52
複数のインタビュー
　　　　　　　87-89, 98
「含み」の問題　135
普通でないケース　142
振り返り　86-87
プロセスの再帰的性質
　　　　　　　　　94
ブロック引用　120
文学的技法　93, 94
文学的な（美的志向の）表現
　様式　183
文化的コンテキスト　121
分散型残余カテゴリー
　　　　　　166-167, 174
文書データ　180
分析　1, 3, 17, 50, 149,
　158, 159, 185, 190
── の手段としての軌跡
　　　　　　　　92-93
── の第1段階　8
── の予備段階　185
── の枠組み
　　6, 13, 15, 17, 68, 160
──, 表面的な　64
分析的
── な過度の計数　36
── な重要性　52
── な措置　31, 32, 42
── な変数　51, 95

文脈
　　　10, 11, 66, 95, 98, 124
── にそぐわない計数
　　　　　　　35, 38, 42
分類のシステム　161

へ

平均値への回帰　31
変化の理論化　82, 97
変数　66-68, 73, 74, 89,
　138, 140, 142
変数志向　49, 58, 64, 66,
　68, 71, 73, 74

ほ

包括的な要約
　　　　139, 144, 148, 149
報告　135
法則定立的一般化
　　　　　　69, 70, 73, 74
方法
　　155-156, 159, 171, 173
── の多用　54
── の調整作業
　　　　　　　165, 173
── の定言的分類
　　　　　　　164, 173
── の分類　166
── の分類システム
　　　　　　　　　164
方法内の多様性　54
方法論　66, 73, 101, 132,
　144, 149, 150, 154, 159,
　165
方法論的
── な関心の低さ　131
── な厳密性　164
── な選択　65
── な離れ業　135
── な反正当性　108

方法論的アプローチ　145,
　150, 151, 154, 155, 167,
　185, 191
方法論的手法　164
方法論的正統性　135
方法論的伝統　165
方法論的枠組み
　　131, 132, 140, 149, 173
方法論についての記述　163
方略的な修辞技巧　184
母集団　51
── への一般化　69
ポスト実証主義　88, 89
ポスト実証主義者　22
「保存主義者」的な編集手法
　　　　　　　　　122

ま

マイノリティー　51, 52
マニュアル化
── した思考活動　9, 17
── した思考過程　5
マルキシズム　182

み

ミクロ分析　49
ミックスド・メソッド
　　　23, 32, 43, 141, 163
視る（look at）段階
　　　　　　　5, 11, 15

む・め

無垢な態度　159, 172, 178,
　181, 182, 189

メタサマリー　43
メタシンセシス　43

も

物語　81

模範的な「情報に富んだケース」 50

や・よ

「病いの」軌跡 85

予備的な分析 9

ら・り

羅生門効果 144, 145

量化 41
—— すること 25
量的アプローチ 55
量的記述 136-139, 148, 166
量的記述研究 138
量的記述的研究 139
量的研究 5, 15, 19, 22, 23, 43, 50, 55, 58, 62, 69, 70, 73, 86, 131, 134, 154, 161, 165, 175
量的研究アプローチ 49
「量的研究者」のレッテル 23
量的な翻訳 25
量的内容分析 142-143
理論 2, 4, 16, 67, 70, 74, 110, 140, 144, 149, 153, 158-160, 171, 172, 175, 177
—— によるひねり 140, 156
—— による変形 140, 148, 172
—— による装い 187
—— の解釈的枠組み 189
—— の活用 175, 176
—— の機能 185-186, 189
—— の構築 48, 175, 180
—— の時間的配置 184-185, 189, 190
—— の中心性 182-184, 189, 190
—— の定式化 186
—— のトライアンギュレーション 186
—— の源 189
理論化 140, 160
理論構築 7
理論的
—— なグループ分け 38
—— な見方への推論的な関与 140, 159, 172
—— なメモ 9
—— な装い 182, 190
—— な(科学的志向の)表現様式 183
理論的カテゴリー 26, 49, 68
理論的感受性 179
理論的記述 156
理論的基盤 185, 191
理論的構成概念 54
理論的差異 53, 59
理論的サンプリング 5, 53, 141
理論的前提 113
理論的洗練 178
理論的妥当性 31
——, 結論の 38
理論的方向性 11, 158, 179
理論的飽和 49, 53, 54, 84
理論的命題 70, 74
理論的装い 184
理論的枠組み 13
理論的・哲学的基礎 158
理論的・哲学的志向 172
理論的・哲学的志向性 159
倫理 70, 87, 110, 120
倫理上の問題 110
倫理的 124
—— な判断 109

れ

歴史 81, 82
歴史の研究 81, 97
歴史的な視点 93
レトリック 118
レトリック的手段としての数 23

ろ

録音 104, 105, 112
録音機器 107
録音や逐語録作成用の機器 106, 107
論文執筆 118
論文の形式と内容 118
論理実証主義 132

【欧文】

A

a life-as-experienced
　　　　　　　81, 121
a life-as-told　121
aesthetic quality　35

C

case-bound
　generalizations　69
conditional/consequential
　matrix　138
criterion sampling　53

D

demographic variation
　　　　　　　　53
descriptive validity　30
deviant case sampling　52
disease trajectory　85

G・H

grounded theorizing　162

humanistic/artistic な基準
　　　　　　　　35

I

IC レコーダー　106

illness trajectory　85
IMRAD 型式　99
interpretive description
　　　　　　　135
interpretive validity　31

L・M

lifeworld existentials　138

maximum variation
　sampling　53
method　159
methodological heterodoxy
　　　　　　　108
methodology　159

N

$n=1$　23, 64, 74
nomothetic
　generalizations　69

P

phenomenal variation　53
politics of time　81
purposeful sampling　48

Q

quantitative translation
　　　　　　　　25
quantitizing　25
quasi-statistical analysis
　style　143

R

re-present　24
re-presentation　93-95
『Research in Nursing &
　Health』誌
　　　　　151, 154, 157

S

selective sampling　53
sickness trajectory　85

T

technique　159
template analysis style
　　　　　　　143
test-retest kind of
　reliability　88
the event-as-experienced
　　　　　　　　86
the event-as-told　86
the life-as-told　81
『The mirror dance』　183
thematic surveys　156
theoretical validity　31
theoretical variation　53
thick description　67
trajectory model　82
transcript　104

201

あとがき

　Traductore traditore（翻訳は裏切る）というラテン語の言葉があります．翻訳の難しさを言ったものです．翻訳をするときは，原文を裏切らないように心がけているのですが，本当に正しく，そして上手く訳せたかどうかという不安から逃れることはできません．

　翻訳の難しさはいろいろでしょう．翻訳をする以上，原文の言語（source language）の文法や語法について精通し，原本が扱う内容について十分に理解していることが求められます．また，訳文の言語（target language）の表現能力についても同じことが言えるでしょう．そうでなければ，翻訳という仕事はやるべきではありません．

　しかし，これがなかなか問題で，例えば英語がある程度できても，原本の内容にそれほど通じていなかったり，逆に，その内容の専門家であっても，英語がおぼつかないといったことはよくあります．その結果，内容を適当にごまかして訳したり，あるいは，ひたすら直訳をして何を言っているのかわからない日本語にしてしまうといった困ったことが起こるのです．そこで，原文の言語の仕組みに詳しい人と，原本が扱う分野の専門家が協働して翻訳作業をするのが理想だとつねづね考えていましたが，それがこの本で私にとって初めて実現することとなりました．

　私はこれまで英語を勉強し，今は英語を教えることが仕事の中心ですが，それでも英語はまだまだ難しいと感じています．英語という言語はやればやるほど難しいものです．特に，同意語の多さと多義性はやっかいなもので，この語をどのように訳せばよいのかという苦労から解放されることはありません．今回も重要な概念である re-present をどう訳すべきか悩みましたが，「再現する」という訳語に落ち着くことができました．これは，質的看護研究をご専門とされる谷津裕子先生との議論のおかげです．

　逆に，私が少しだけ貢献したこともあります．Key Question 9 の掲載論文「名前がどうかしましたか？ ── 質的記述再考」のオリジナルタイトルは What's in a Name? Qualitative Description Revised ですが，この英語タイトルを見たとき，すぐにシェークスピアの『ロミオとジュリエット』二幕二場

にある，ジュリエットの有名な言葉，"What's in a name? that which we call a rose/By any other name would smell as sweet;（名前がどうしたの．私たちがバラと呼ぶ花は，他のどういう名で呼んでも同じ甘い匂いがするわ）"という一節がパッと想い浮かびました．英語学や英文学を勉強した人なら珍しくはないことですが，谷津先生に自慢げに話すと，サンデロウスキー先生のメッセージが伝わってくるような気がすると二人で愉快な気分になったものです．

　サンデロウスキー先生の論文の英語は，いわゆる科学論文の厳密な規則を守り正確に書かれていますが，同時に人文学の素養がいたるところにちりばめられています．それは，サンデロウスキー先生が歩んでこられた学問的軌跡のゆえであろうと思われます．もう少し詳しく言えば，サンデロウスキー論文は完璧なまでのAPAスタイルで書かれています．論文の構成は，いわゆるIMRAD形式ですが，見出しは，序―方法―結果―結論といったお決まりのものではなく，それぞれの項をうまく要約するようになっています．また，科学論文には「～の理論を用いた」，「結果は～だった」，「～が示唆される」などの，ぶっきらぼうな定型句が多いのですが，サンデロウスキー先生の論文は正確でありながらも，文学，社会学，歴史学，美学など幅広い教養に支えられた奥深い言葉や審美的な表現があり，華麗とも言える文章もあります．

　これらは，サンデロウスキー先生の学問的な余裕から出てくる，一種の「遊び」なのだろうと思います．事実，今回訳した論文にもQualitative researchers tend to prefer figures of speech over figures, and tableaux of experience over tables of numbers. や They [qualitative researchers] must decide when to count and what is countable in order to make their use of numbers count. といった言葉遊びともいえる文もありました．どこが遊びなのかは皆さんも考えてみてください．

　こういったこともあって，本書に取り上げたサンデロウスキー論文の訳出にあたっては，細心の注意を払いました．まず，できるだけ文法的な誤訳を避けるために江藤が直訳に近い形で訳し，それを少し読みやすい文体に改めたものを，谷津先生に渡しコメントをいただき，さらに読みやすい文体へと変えていく．このようなやり取りを数回繰り返しました．谷津先生には特に用語の訳を中心に見ていただき，内容を正確に伝えながらも，読みやすい訳文にしようと心がけましたが，原文と突き合わせて読む方もいるかもしれないと思ったこ

とから，大きく崩すことはやめにしました．結果として，生硬な訳文であることは否めないですし，どこか誤訳や訳し足りない箇所もあろうかと思います．読者の皆様からのご指摘，ご叱正を待つ次第です．

　著名なシェークスピア研究家であり翻訳家でもあった恩師の1人である安西徹雄先生は「翻訳をするときは何となく雰囲気で訳してはいけないが，その原文の雰囲気を訳出しなければならない」とよく言っておられました．学生のころはその意味するところがあまりわからなかったのですが，多少なりとも仕事として翻訳をするようになって，ようやくこの言葉の意味が腑に落ちてくるようになりました．「雰囲気を訳す」ことができたかどうかわかりませんが，サンデロウスキー先生のすごさが伝わってくれれば訳者としてもこれ以上の喜びはありません．

　そのすごさの一例として，サンデロウスキー論文の随所に出てくる aesthetic，そしてそれに類する語から垣間見えてくるように，サンデロウスキー先生は自らの学問に「美」を追求されています．それは，Key Question 1 の論文の冒頭に言及されていた社会学者ミルズの「知的な職人芸（intellectual craftsmanship）」の追求でもあるでしょう．看護，看護学は全人的な（holistic）実践・学問であると言われています．であれば，サイエンスとアートの融合を目指そうとされるサンデロウスキー先生の学問に，今こそ，私たちは何かを学ぶべきではないでしょうか．既成の枠組みに安住せず，私たちは，謙虚になって，もっと勉強しなくてはならないようです．

　2013 年 11 月

江藤裕之

謝辞

　本書を執筆するにあたり，多くの方々からお力添えをいただきました．最初に，本書の重要性を深くご理解くださり，書籍としての出版を承諾してくださった株式会社医学書院の七尾清様に御礼を申し上げたいと思います．また，金子力丸様には編集段階で，大変お世話になりました．心より御礼を申し上げます．

　最後に，筆者らが活動をともにしているJRC-NQR（日本赤十字看護大学の質的研究勉強会）の仲間たち，特に，貴重な資料を提供くださいました天理医療大学教授の中木高夫先生，東京慈恵会医科大学教授の北素子先生をはじめ，コアメンバーに深く感謝します．

　本書の構想を強く支持し，執筆活動を温かく見守り励まし続けてくれた皆様のおかげで，本書を完成させることができました．皆様の知的情熱に心から敬意を表します．本当にどうもありがとうございました．

谷津裕子　江藤裕之